RECLAIMING YOUR BODY:

NOTES FROM THE DOCTOR

Childhood Weight Management & Obesity Preven...

孙萌洁　著

体重革命——医生手记

医学科普丛书

儿童肥胖预防与管理

大连理工大学出版社
辽宁科学技术出版社

图书在版编目（CIP）数据

儿童肥胖预防与管理 / 孙萌洁著. -- 大连 : 大连理工大学出版社；沈阳 : 辽宁科学技术出版社，2025. 8. --（体重革命 : 医生手记 / 曲鹏主编）. -- ISBN 978-7-5685-5945-4

Ⅰ. R723.14

中国国家版本馆 CIP 数据核字第20259PL563号

儿童肥胖预防与管理
ERTONG FEIPAGN YUFANG YU GUANLI

出 版 人: 苏克治
策划编辑: 苏克治　顾　丰
责任编辑: 邵　婉
责任校对: 周　欢
封面设计: 周　洁

出版发行: 大连理工大学出版社
（地址: 大连市软件园路80号，邮编: 116023）
电　　话: 0411-84707410　0411-84708842（营销中心）
0411-84706041（邮购及零售）
邮　　箱: dutp@dutp.cn
网　　址: https: //www.dutp.cn

印　　刷: 大连图腾彩色印刷有限公司
幅面尺寸: 145mm × 208mm
印　　张: 5
字　　数: 105千字
版　　次: 2025 年 8 月第 1 版
印　　次: 2025 年 8 月第 1 次印刷
书　　号: ISBN 978-7-5685-5945-4
定　　价: 45.00 元

《体重革命——医生手记》
编委会

顾　　问	胡大一	韩雅玲	董尔丹
丛书主编	曲　鹏		
丛书副主编	赵美森	李梵松	林景荣
编　　委	庄媛媛	司彦文	于英慧
	侯　菲	王子楠	田聪亮
	孙萌洁	谢明征	李　昱
	门莉莉	刘海斌	傅鹤宇
	王　峥	刘立清	王震男
	郭林璇	高峰杉	航　概
	刘健松	鲍英善	张欣怡
	张茂楠	周海成	

前言

亲爱的家长、老师，以及所有关心孩子未来的朋友：

当你注意到孩子体检报告上那个令人忧心的“超重”标记，当你捡起孩子偷偷藏起的糖果包装纸，当你看到操场上孩子气喘吁吁跑不动的小小身影，你的内心是否感到忧虑与心疼交织在一起。这些瞬间，我们感同身受。因为这本书，正是为你们而来——为每一位渴望孩子拥有强健体魄、阳光心态与自由奔跑童年的守护者。

这并非一本苛责孩子“不够自律”的训诫书，也不是一份充斥着成人化节食方案的冰冷指南。它诞生的初衷，来自一个核心的洞察：儿童肥胖问题的解决，常常源于我们与孩子身体“对话”的缺失。我们可能习惯于用限制对抗食欲，用焦虑覆盖需求，却忽略了倾听孩子身体发出的独特信号——那些藏在生长曲线、活力水平、饮食习惯乃至情绪波动中的“成长密码”。本书的目的，正是为您，也透过您为孩子，提供一套科学的“成长解码器”，将体重管理从一场充满压力的对抗，转变为一场关乎健康、爱与共同成长的温柔重逢之旅。

“少吃点、多动动”的道理看似简单，但当面对的是正在飞速发育、情感敏感的孩子时，简单粗暴的加减法往往收效甚微，甚至适得其反。

这是因为：

成长的“独特密码”：婴儿的“奶胖”、学龄前的“小肚子”、青春期的体形变化，各有其生理逻辑。孩子的肥胖，是单纯性还是潜在疾病（如性早熟、内分泌问题）信号？其根源是遗传、环境、饮食失衡、活动不足还是心理因素？不了解其成长的“独特密码”，就如同在迷宫中强行拆墙，而非找到正确的钥匙。

发育的“特殊法则”：孩子的身体不是缩小的成人。饥饿可能阻碍大脑和骨骼的发育，而非单纯燃烧脂肪；严苛的体重控制可能干扰身高增长这一不可逆的黄金窗口；局部的“减肚子”是美好的科学谎言；甚至看似无害的晚睡，都在悄悄扰乱生长激素的分泌，为肥胖埋下伏笔。这些关乎发育的“特殊法则”，是生命精心设计的成长蓝图，我们需要理解并顺应，而非对抗。

行为背后的“童真逻辑”：为什么孩子对零食的渴望如此强烈？为什么运动计划总在哭闹中夭折？环境如何“诱惑”着幼小的味蕾？压力如何悄然转化为“情绪性进食”？本书将带您探索儿童行为与心理的奥秘，理解习惯如何萌芽、环境如何塑造选择、鼓励如何点燃内在动力，从而将阻力转化为可持续的、充满乐趣的健康生活共建。

“守护未来”的意义：一场家庭共同参与的成长护航。

本书的每一章，都是为孩子的健康未来铺设的一块基石，旨在帮助您：

建立正确认知：告别误解与焦虑。理解儿童肥胖的复杂性、生长发育的规律，以及那些“反直觉”行为背后的科学逻辑。建立与孩子身体合作、支持而非对抗的思维方式。识别那些潜伏的“甜蜜的负担”（如 2 型糖尿病）和“无声刺客”（如脂肪肝、睡眠呼吸暂停综合征）。

学会科学评估：看清成长的坐标，告别单一体重数字的恐慌，学会运用生长曲线、BMI 百分位数、腰围身高比等工具，精准判断孩子的健康状况（是可爱的“肉嘟嘟”还是需要关注的健康风险？）。设定安全、合理、符合孩子发育阶段和个性的健康促进目标。

构建家庭共同体：聚焦于“全家一起做”的行为改变，而非仅盯着孩子的体重数字。从整理家庭厨房、实践分龄分段的健康餐盘（书中提供从幼儿到青少年的详细食谱），到识别并“无害化处理”零食诱惑，再到设计充满童趣的“运动游戏”和分龄运动方案。我们坚信：“没有罪恶的食物，只有智慧的引导；没有枯燥的任务，只有欢乐的探索。”

激活运动兴趣：让运动成为热爱而不是负担。破解“孩子不爱动”的迷思。理解游戏的力量、兴趣的魔力、亲子互动的重要性。学会区分有效促进健康发育的运动与无效消耗，根据年龄和能力选择并科学执行运动方案（书中提供分龄指南），让身体活动真正成为孩子释放天性、增强自信、享受健康的源泉。

奠定终身健康根基：为孩子储蓄未来。本书将引导您理解和守护孩子的健康。努力构建一个充满理解、支持、健康食物选择和活跃生活方式的“家庭健康生态”——这是您赠予孩子受益终身的最珍贵礼物。

现在，邀请您开启这场爱的旅程！

本书不仅仅是一本儿童减重指南，它更像是一份写给未来的承诺书——是您对孩子健康最深沉的承诺，是孩子通过身体向您发出的成长邀约。管理儿童体重的终极智慧，在于放下焦虑的尺子，读懂成长的密码，用爱与科学搭建起健康的阶梯。当您开始真正倾听孩子身体的语言，理解其成长的节奏，健康与活力，终将以最自然、最灿烂的姿态，在孩子的人生旅程中绽放。

愿我们在这场守护未来的旅程中，共同见证生命拔节的奇迹，收获无价的健康宝藏。

著　者

2025 年 6 月

目录

第五章　科学运动 / 115

附录 / 129

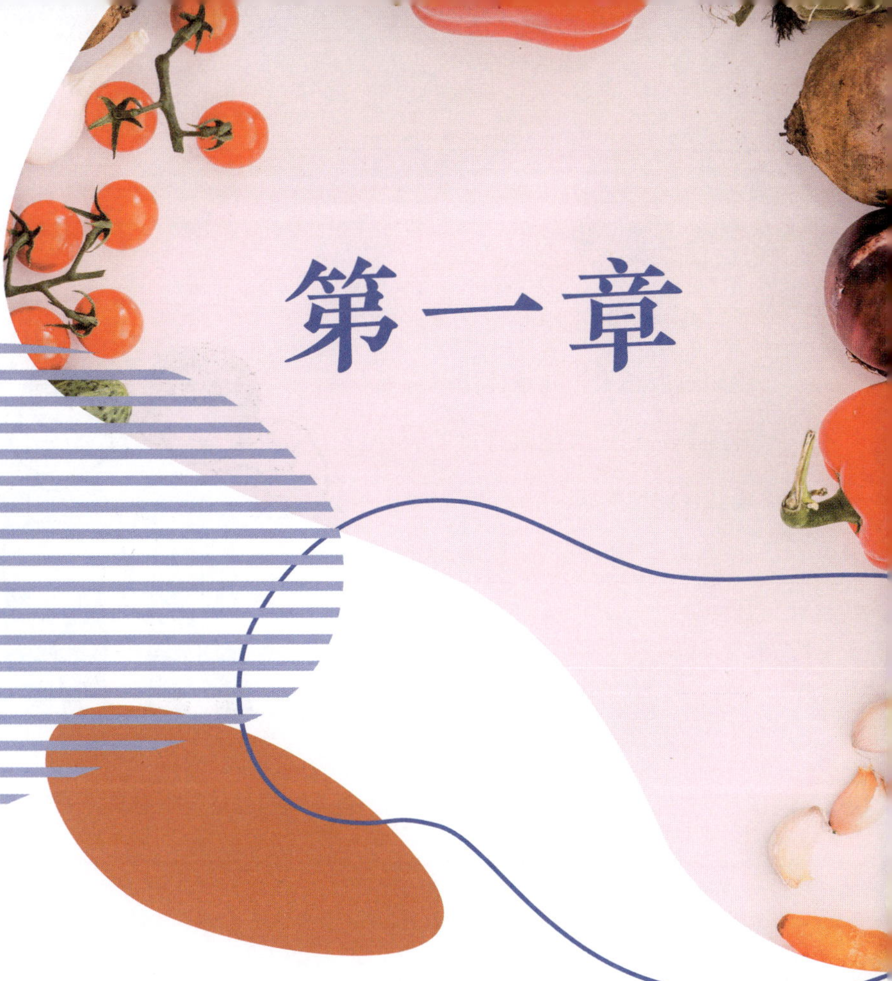

第一章

儿童肥胖知多少?

问题 1: 什么是儿童肥胖?

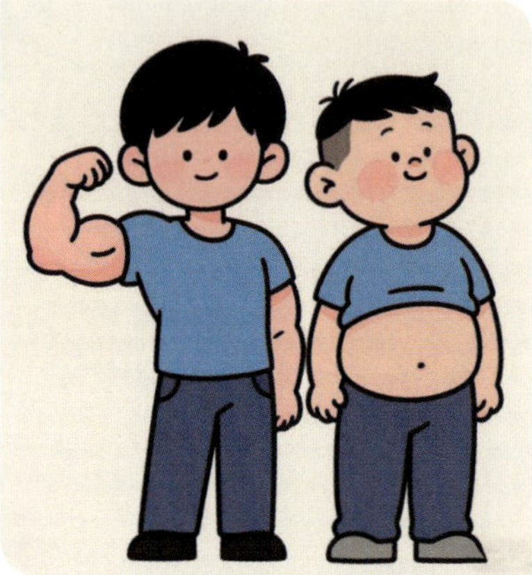

儿童肥胖是指儿童体内脂肪组织过度积聚，导致体脂率异常升高并达到危害健康程度的一种慢性代谢性疾病。

问题 2：怎么判断孩子是否属于儿童肥胖?

0~7 岁儿童采用身高别体重 Z 评分，若超过世界卫生组织生长标准中位数 2 个标准差（$Z>2$）为超重，超过 3 个标准差（$Z>3$）为肥胖（详见附表 A1~A4）。

7 岁以上儿童可采用 BMI [BMI（千克 / 平方米）= 体重（千克）÷ 身高（米）÷ 身高（米）] 进行判定。BMI 超过同年龄、同性别的第 85 百分位数为超重，超过第 95 百分位数为肥胖（详见附表 A5、A6）。另外也可以参照附录 1，体重超过其性别的身高 – 体重标准 20% 以上者为肥胖。

问题 3：怎么区分孩子的“壮”和“胖”?

部分儿童由于运动量偏大，饮食中蛋白质含量高，可能出现虽然体重偏高，但实际体脂率并不高的情况。肥胖儿童除体重超标外，还伴随体脂肪超标及脂肪分布异常的问题，例如小肚腩、双下巴等表现。家庭中可以通过捏起皮下脂肪的厚度来进行简单判断，健壮的肌肉型儿童通常皮下脂肪厚度 < 1 cm，而肥胖型儿童的皮下脂肪厚度 > 2 cm。若判断困难，也可带孩子前往医院进行体成分检查，体脂率 > 25%（男孩）或 > 30%（女孩），则提示肥胖。

问题 4：儿童肥胖的原因有哪些?

儿童肥胖是多种因素共同作用的结果，主要受遗传因素、环境因素、内分泌因素及疾病和药物等影响。其中出生前的宫内环境因素和出生后的不良生活方式，是导致近 30 年我国儿童肥胖快速上升的重要诱因。

问题 5：儿童肥胖有哪些危害?

儿童肥胖可能引发心血管疾病、代谢紊乱（如糖尿病风险增加 2.7 倍）、骨骼关节损伤及性早熟 。肥胖儿童易出现脂肪肝、睡眠呼吸暂停等情况，且由于外貌问题，容易产生自卑、抑郁等心理障碍，导致社交能力受限 。其危害不仅限于童年，更显著增加成年后各种慢性病风险，形成终身健康隐患 。

问题 6：婴儿肥（奶胖）的孩子，会自然瘦下来吗?

婴幼儿时期活动量较小，饮食以母乳或奶制品为主，容易发生肥胖。部分呈现“婴儿肥”的孩子，随着生长发育、活动量加大及辅食营养趋于均衡，肥胖情况会有所改善。但也有一部分孩子因不良的生活方式，肥胖会持续发展，甚至延续至成年。

问题 7：怎样预防儿童肥胖？

儿童肥胖的预防需结合饮食、运动、睡眠、心理等多方面采取干预措施。3 岁以内的婴幼儿，需注重科学喂养与合理添加辅食，同时保证孩子充足的运动时间及规律作息。3 岁以上的儿童应提倡合理饮食，增加身体活动，避免久坐。每一阶段，家长都应重视孩子身高、体重的监测，若发现异常，及时就医。

问题 8：如果孩子已经肥胖，应当如何纠正？

绝大多数儿童肥胖与饮食和生活方式密切相关。如果孩子只是单纯性肥胖，可通过纠正不良饮食习惯和积极运动进行调整。但儿童生长发育迅速，对营养需求较高，应避免盲目节食。家长可前往医院儿科或营养科，寻求专业医生的帮助。

问题 9：什么样的饮食适合肥胖儿童？

肥胖儿童的饮食管理需兼顾营养均衡与能量控制。可以以“抗炎饮食”[1]为蓝本，结合儿童生长发育需求制订合理膳食方案。

1　抗炎饮食是一种以降低体内慢性炎症水平为目标的膳食模式，通过选择具有抗炎作用的天然食物、减少促炎成分摄入，并结合健康烹饪方式，帮助调节免疫系统功能，预防或缓解慢性疾病。地中海饮食模式是经典的抗炎饮食。

饮食原则包括：优化膳食结构，确保食物多样性，多摄入全谷物及杂豆类，选择优质蛋白；烹饪时少油，减少精制糖与饱和脂肪；合理分配三餐，规律进餐，细嚼慢咽；合理选择零食，足量饮水，不喝含糖饮料。

问题 10：儿童减重和成人减重方法一样吗？

儿童生长发育旺盛，对营养的需求量大，过激的治疗方法容易对儿童健康产生不利影响。在治疗儿童肥胖时，应结合儿童自身特点，以“控制体重增长”为目标，避免盲目快速减轻体重。禁食、节食，以及减肥药物、减肥手术等都不适合儿童减重。

打卡手账

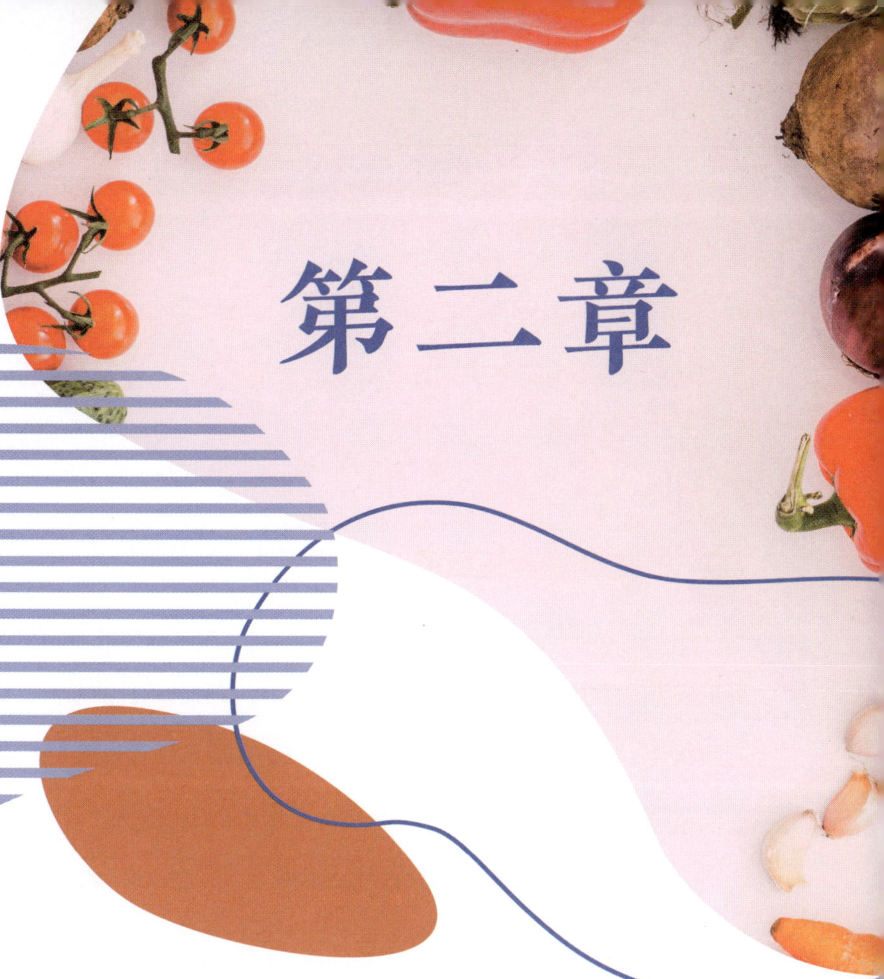

第二章

儿童肥胖相关疾病，孩子中招了吗？

儿童肥胖会引起脂肪肝、睡眠呼吸暂停综合征、代谢综合征、2 型糖尿病等疾病，以及性早熟、骨关节疾病和心理障碍等健康问题。早期识别相关症状，尽早就医可以最大限度地帮助孩子恢复健康，降低成年后的健康风险。

一、脂肪肝：沉默的肝脏杀手

脂肪肝是肥胖儿童最常见的合并症之一。超重和肥胖儿童的脂肪肝患病率显著升高，肥胖儿童中约 42.39% 患有非酒精性脂肪肝。高糖高脂饮食、缺乏运动及含糖饮料过量摄入是主要诱因。我国 7~18 岁肥胖儿童脂肪肝检出率达 45%，其中 15% 患儿就诊时已进展为肝纤维化。

多数患儿无明显症状，少数可能出现乏力、食欲减退、恶心、腹胀等不适。如果合并高胰岛素血症，还可能出现腋下、大腿内侧皮肤色素沉着等表现。注意，即使体型偏瘦的孩子也可能因“隐形肥胖”（常由蛋白质摄入不足、代谢异常导致）患上脂肪肝，家长须关注孩子体脂分布和饮食习惯。早发现、早干预是关键！

常规体检中的腹部彩超和生化肝功可以帮助早期诊断脂肪肝。

二、睡眠呼吸暂停综合征：夜间隐形刺客

阻塞性睡眠呼吸暂停（OSA）综合征是以睡眠时反复呼吸暂停、

呼吸浅慢、胸腹活动增强、打鼾、白天嗜睡为特征的一种疾病。在肥胖人群中，阻塞性睡眠呼吸暂停发生率为 50% ~70%，远高于非肥胖人群。

儿童睡眠呼吸暂停综合征的早期症状主要表现为睡眠和日间行为的异常，需结合多方面观察。

夜间症状：打鼾、呼吸暂停、频繁觉醒、睡眠时异常呼吸模式（如张口呼吸、呼吸费力）；

日间症状：嗜睡、疲劳、行为异常、认知功能下降、头痛与口干；

伴随表现：生长发育迟缓、多汗、遗尿、特殊面容（腺样体面容）。

医生通常通过多导睡眠监测（PSG）确诊，并针对病因（如腺样体肥大、肥胖等）制订治疗方案。早期干预可有效改善症状，避免并发症长期危害。

三、代谢综合征：全身性健康威胁

代谢综合征是以中心性肥胖为核心，伴随高血压、高血糖、血脂紊乱及胰岛素抵抗等代谢异常的综合征。在肥胖儿童、青少年中，代谢综合征患病率高达 30%，且与成年期心脑血管疾病、2 型糖尿病等慢性病风险显著相关。研究显示，70% ~80% 的儿童期肥胖可能持续至成年，而合并代谢综合征的患儿未来患代谢性疾病的风险进一步升高。

儿童代谢综合征的早期预警信号主要包括：中心性肥胖、代谢异常“四重奏”（高血糖、高血压、高甘油三酯、低高密度脂蛋白或高低密度脂蛋白）。存在代谢综合征的孩子还常常伴随生长发育异常、非酒精性脂肪肝、黑棘皮病、注意力不集中等非特异性的表现。需要家长日常密切观察。

如果孩子长期处于超重/肥胖状态，需尽早就医，完善血压、血脂、血糖、胰岛素等相关化验检查。

儿童代谢综合征具有“可逆窗口期”，早期干预可显著降低成年期慢性病发病风险。建议家长定期监测儿童生长曲线，关注腰围、血压等指标，对高危儿童（如肥胖且直系亲属有糖尿病史者）及时进行代谢指标检测。通过医患协作与家庭支持，多数患儿可通过调整生活方式实现代谢指标逆转，避免终身健康负担。

四、2 型糖尿病：甜蜜的负担

2 型糖尿病曾被称为“成人型糖尿病”，但近年来在儿童和青少年中呈现爆发式增长。全球范围内，儿童 2 型糖尿病患病率以每年 10%~15% 的速度攀升，我国部分发达地区 6~17 岁儿童及青少年发病率已达 10/10 万。其本质是胰岛素抵抗与胰岛 β 细胞功能衰退共同导致的慢性代谢紊乱，患者血糖持续升高，却常因症状隐匿而延误诊断。

高危人群包括：肥胖、糖尿病家族史、黑棘皮病、母亲妊娠期糖尿病或妊娠期肥胖、出生低体重儿。此外，青春期发育前后生长激素分泌高峰可导致胰岛素抵抗加剧，性激素拮抗胰岛素作用，使10~15岁青少年风险激增。糖尿病早期常常无明显症状，患儿无明显“三多一轻”（多饮、多食、多尿、体重减轻）症状，仅表现为乏力、视力模糊或反复感染，常在体检或酮症酸中毒时才被发现。

存在一项或多项高危因素的儿童，应每年进行体检，检测空腹血糖、糖化血红蛋白等指标。必要的时候还可以进行OGTT（口服葡萄糖耐量试验），明确糖负荷状态下血糖波动情况。

五、骨骼关节损伤：不可逆的发育危机

儿童肥胖引发的骨骼关节损伤是因体重超负荷导致的骨骼发育异常及关节结构破坏，表现为骨骺滑脱、关节畸形（如O形腿/K形腿）、软骨磨损等。肥胖容易引发骨关节损伤，而骨关节疾病限制身体活动能力，造成体重进一步增长，形成恶性循环。

儿童肥胖引起的骨骼关节损伤常常有以下表现，需尽快就诊。

疼痛信号：上下楼梯时膝关节/髋关节刺痛，休息后缓解；夜间痛醒。

活动受限：拒绝跑跳、易疲劳，步态异常（如跛行、单腿跳跃）。

异常体征：关节肿胀、皮肤温度升高（滑膜炎表现），脊柱侧弯或后凸。

临床医生可以通过典型体征和体格检查判断是否存在关节损伤，必要的时候还需要进行 X 射线或者 MRI（磁共振成像）检查以明确关节损伤的程度。

六、性早熟：成长路上的绊脚石

性早熟是指儿童在正常发育年龄前出现第二性征的异常发育现象。女孩在 8 岁前、男孩在 9 岁前出现性腺增大或第二性征发育，即被定义为性早熟。其本质是下丘脑—垂体—性腺轴提前激活或外源性激素刺激导致性激素水平异常升高，可能引发骨骺线过早闭合、成年身高受损及社会心理问题。

如果女孩在 8 岁前、男孩在 9 岁前出现如下表现，家长需要带孩子及时就医，以免错过最佳治疗时间。女孩：乳房发育，出现腋毛、阴毛，身高增长速度突增，或者 10 岁前月经初潮。男孩：睾丸、阴茎和阴囊发育，出现阴毛、腋毛、胡须，身高增长速度突增，或者 11 岁前出现变声和遗精。

医生需通过激素检查、GnRH 激发试验及影像学检查（如盆腔 B 超、骨龄片等）综合判定孩子发育的情况。通常还需要谨慎区分孩子属于中枢性性早熟还是外周性性早熟。治疗过程中需要家长配合，并给予孩子积极的心理支持。

七、心理障碍：看不见的身心创伤

肥胖儿童被同伴嘲笑、排斥的概率约是正常体重儿童的3倍，常被贴上“懒惰”“笨拙”等负面标签，导致社交退缩，进而引发自卑情绪。长期负面评价引发自我否定，形成“肥胖 = 失败”的认知固化。部分儿童通过极端节食或暴饮暴食进行自我惩罚，陷入抑郁与进食障碍的恶性循环。

如果孩子出现以下情况，家长一定要及时干预，尽早就医。

情绪异常：持续情绪低落、易怒或恐惧（如莫名哭泣、对日常活动失去兴趣）；过度担忧、社交回避。

行为改变：突然拒绝上学、自伤行为（如撞头、划伤皮肤）。

躯体信号：不明原因头痛、腹痛、呕吐（检查无器质性病变）；食欲暴增或骤减。

排除躯体疾病和药物影响后，医生常用儿童抑郁量表（CDI）和康氏儿童行为量表来评估儿童心理问题。

与其他器质性疾病不同，儿童心理问题的干预和治疗离不开家长的共同努力。除了专业的心理干预外，还需同步开展营养教育、制订运动计划，打破“肥胖—心理”恶性循环。家庭氛围重塑和神经康复训练同样重要。

打卡手账

第三章

手把手教你做健康减重儿童餐

一、24月龄以内婴幼儿健康辅食（附周一至周日食谱）

出生后3个月和1岁前后是幼儿脂肪细胞增殖的时期，如果此阶段能量摄入过高，极易引发幼儿肥胖。婴儿6个月内应坚持纯母乳喂养，这一阶段主要应培养孩子规律的作息，保证充足的活动和睡眠时间。婴儿满6个月后应添加辅食，从富含铁的泥糊状食物入手，逐步实现食物多样化。1岁内辅食不应添加调味品，尽量减少盐和糖的摄入。之后随着孩子不断长大，应鼓励孩子跟家人共同就餐，培养自主进食、不挑食的健康饮食习惯。在这一阶段，母乳和奶制品仍然是孩子重要的营养来源，但其他食物的比重越来越大。1~3岁体重超标的孩子应多喂养低热量、低脂肪、高蛋白质的辅食，同时鼓励宝宝多进食富含膳食纤维的新鲜蔬菜。家长制作食物时应优先采用蒸、炖、凉拌等少油的烹饪方式，避免重油、重盐，培养孩子的清淡饮食习惯。

以下为适合2岁以内婴幼儿食用的减脂辅食1周餐单，应用时需要注意根据孩子自身健康状况排除过敏或不耐受的食材。食谱不含每天需要摄入的母乳/牛奶及奶制品，家长可根据孩子习惯安排。超重/肥胖婴幼儿优先选择脱脂奶制品。

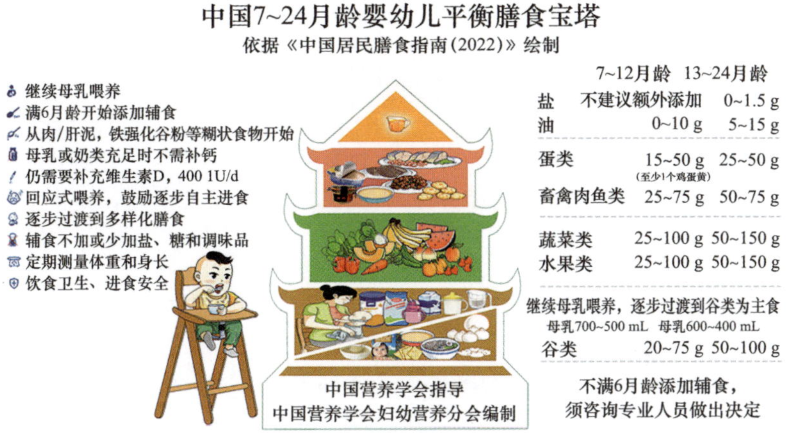

（配图来源于中国营养学会）

1. 周一食谱

早餐：全麦香蕉松饼

原料：全麦面粉 30 g、香蕉半根、鸡蛋 1 个、核桃碎 10 g、无糖酸奶（适量，可选）、蓝莓（适量，可选）

调味料：橄榄油 5 g

烹饪方法：

（1）将半根香蕉去皮，用叉子压成细腻泥状（保留少量颗粒可增加口感）。

（2）将香蕉泥倒入碗中，加入鸡蛋，搅拌至融合。

（3）分两次筛入全麦面粉，用刮刀以“切拌 + 翻折”手法混合至无干粉状态。

（4）轻轻拌入核桃碎，避免过度按压破坏松饼蓬松度。

（5）调整面糊状态为流动的酸奶质地（过稠可加清水或牛奶调整；过稀则补少量全麦面粉）。

（6）平底锅小火预热 1 分钟，锅底喷 5 g 橄榄油防止粘锅。

（7）用冰淇淋勺或汤匙舀 1 勺面糊（约 30 g）倒入锅中，自然摊成圆形。

（8）观察松饼表面出现密集气泡且边缘凝固（约 2 分钟），用锅铲轻柔翻面；另一面煎 1~1.5 分钟至微黄即可。（装盘可搭配无糖酸奶、新鲜蓝莓）

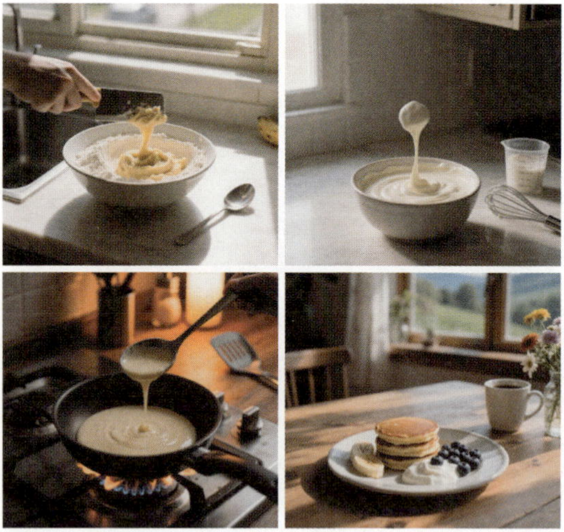

午餐：藜麦蔬菜虾仁粥

原料：藜麦 30 g、虾仁 20 g、菠菜 50 g、樱桃番茄 3 颗

调味料：柠檬汁 5 mL、橄榄油 5 g、盐 1 g、白胡椒粉（少许）

烹饪方法：

（1）藜麦用清水淘洗 2~3 遍，浸泡 20 分钟沥干备用。

（2）虾仁去虾线，剁碎后加柠檬汁、盐、少许白胡椒粉抓匀，腌制 5 分钟。

（3）菠菜洗净切碎，樱桃番茄对半切开备用。

（4）锅中加 500 mL 清水 / 高汤，放入浸泡好的藜麦，大火煮沸后转中小火煮 15 分钟。放入菠菜碎、樱桃番茄，中小火煮 3 分钟至菠菜软化。倒入腌好的虾仁碎，搅拌至虾仁碎变色熟透。

（5）关火后加 5 g 橄榄油拌匀，利用余温激发油脂香气。

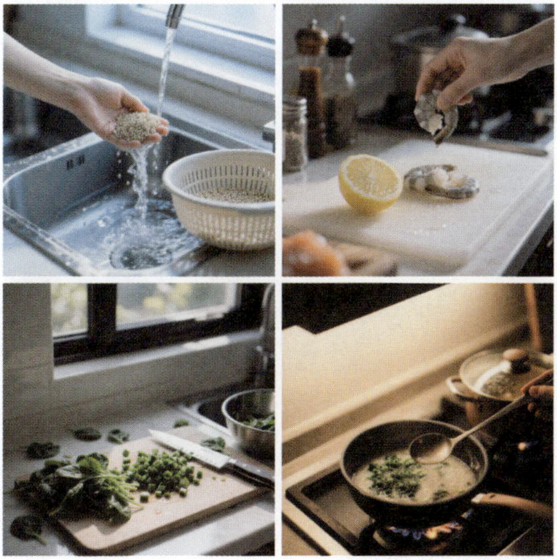

晚餐：南瓜鹰嘴豆泥

原料：南瓜 100 g、鹰嘴豆 30 g、酸奶（少许）

调味料：黑胡椒碎（少许）

烹饪方法：

（1）鹰嘴豆提前浸泡过夜，将南瓜洗净，去皮去籽，切成小块。

（2）把切好的南瓜块放入蒸锅中，大火蒸 15~20 分钟，直到南瓜变得软烂。可以用筷子插入南瓜块，如果能轻松插入，说明南瓜已经蒸熟。鹰嘴豆放入高压锅中，高压蒸煮 20 分钟。

（3）将蒸好的南瓜和鹰嘴豆用勺子压成泥状。如果不够细腻，可用辅食机进行粉碎搅拌。也可加入少量酸奶或黑胡椒碎调味。

2. 周二食谱

早餐：燕麦牛奶布丁

原料：即食燕麦 20 g、无糖杏仁奶 100 mL、鸡蛋 1 个、蓝莓 10 颗

调味料：橄榄油 2 g

烹饪方法：

（1）烤碗涂橄榄油，铺 5 g 即食燕麦和 20 mL 无糖杏仁奶。

（2）将剩余燕麦、鸡蛋、无糖杏仁奶混合搅拌，过筛去泡后倒入烤碗。

（3）180 ℃烤 15 分钟，表面刷蛋黄液再烤 3 分钟上色。

（4）脱模后用蓝莓装饰。

午餐：三色鸡肉杂粮饭

原料：糙米 15 g、大米 15 g、鸡胸肉 20 g（切丁）、甜椒 15 g（切丁）、芦笋 20 g（切段）

调味料：盐 1 g、蒜末 5 g、橄榄油 5 g、淀粉（少许）

烹饪方法：

（1）糙米和大米混合后蒸熟。

（2）鸡胸肉丁用少许淀粉和盐抓拌，腌制 5 分钟。

（3）平底锅内喷橄榄油，爆香蒜末，依次放入鸡胸肉丁、甜椒丁和芦笋段炒至断生。

（4）将炒熟的鸡胸肉丁、甜椒丁和芦笋段铺在米饭上方，小火焖 3 分钟。

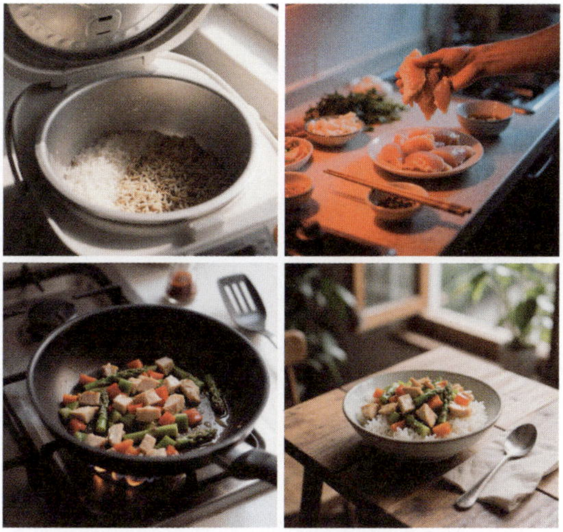

晚餐：番茄炖鹰嘴豆 + 西蓝花

原料：番茄 100 g、鹰嘴豆 30 g、西蓝花 50 g

调味料：无

烹饪方法：

（1）将鹰嘴豆提前浸泡煮熟。

（2）番茄顶部划十字，沸水烫 30 秒去皮，切成小丁。西蓝花洗净切成小朵。

（3）热锅不放油，直接倒入番茄丁，中火翻炒至软烂出汁（约 5 分钟），加入鹰嘴豆，倒入 50 mL 清水（或鹰嘴豆煮豆水），转小火炖 10 分钟。用锅铲轻压鹰嘴豆增加汤汁浓稠度，自然酸味来自番茄，无须额外调味。

（4）西蓝花焯水或蒸锅中火蒸 5 分钟。

3. 周三食谱

早餐：菠菜鸡蛋卷

原料：全麦面粉 20 g、菠菜 20 g、鸡蛋 1 个

调味料：橄榄油 2 g、芝麻（少许）

烹饪方法：

（1）菠菜洗净后切除根部，保留嫩叶，沸水焯烫 30 秒（加几滴橄榄油保持翠绿），捞出过凉水沥干，切碎成细末。

（2）鸡蛋打入碗中，加 1 小勺清水（约 10 mL）打散，筛入全

麦面粉 20 g，搅拌至无颗粒（若面糊过稠可加 5 mL 牛奶）后加入菠菜末。

（3）平底锅小火预热，刷薄橄榄油，倒入面糊，快速转动锅体摊成圆形薄饼。

（4）将煎好的蛋饼平铺于案板，表面撒少许芝麻，从一端紧密卷起，切成 2 cm 左右的段后装盘。

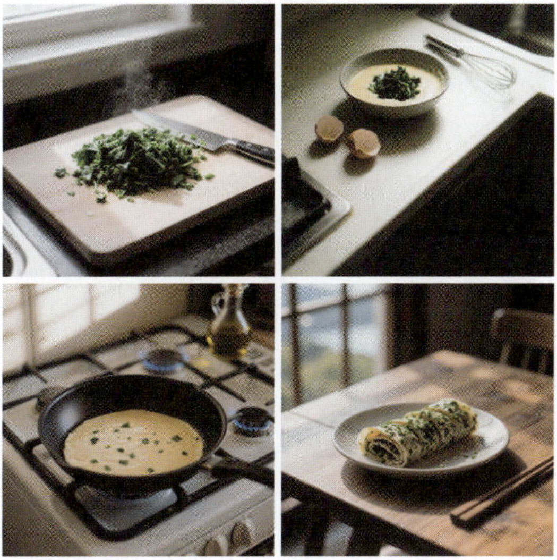

午餐：紫薯牛肉泥

原料：紫薯 50 g、牛腩 30 g、洋葱 10 g

调味料：盐 1 g

烹饪方法：

（1）牛腩（须提前炖烂，可用高压锅压 20~30 分钟）切碎末。

（2）紫薯去皮切成滚刀块，沸水煮 15 分钟至软烂（筷子可轻松穿透）。

（3）洋葱 10 g 切成细丁，用少量清水浸泡 5 分钟去辛辣味。焯水断生。

（4）将煮好的紫薯、炖烂的牛腩末、洋葱丁混合，加 50 mL 温水（或牛腩原汤），用料理机或辅食机搅打至细腻无颗粒（若偏干可少量多次加水）加入 1 g 盐（1 岁以下宝宝不加盐），搅拌均匀。

晚餐：豆腐蔬菜汤

原料：嫩豆腐 30 g、胡萝卜 20 g、双孢蘑菇 15 g、海带芽 5 g

调味料：盐 1 g、香菇粉 1 g、橄榄油 3 g

烹饪方法：

（1）嫩豆腐切成 1 cm 方块，沸水加 1 g 盐焯 1 分钟，沥干水分备用。

（2）胡萝卜去皮切成薄片，双孢蘑菇去蒂切成片，海带芽冷水泡发 5 分钟。

（3）平底锅加 3 g 橄榄油，小火炒香海带芽至微卷，加入胡萝卜片翻炒 1 分钟至边缘微透明，倒入 200 mL 清水（或泡发海带芽的水），大火煮沸。

（4）转中小火，放入双孢蘑菇片煮 3 分钟至释放鲜味。

（5）放入焯水的豆腐块，保持小火煮 2 分钟，用锅铲轻推防粘锅。

（6）撒入 1 g 香菇粉，搅拌均匀。

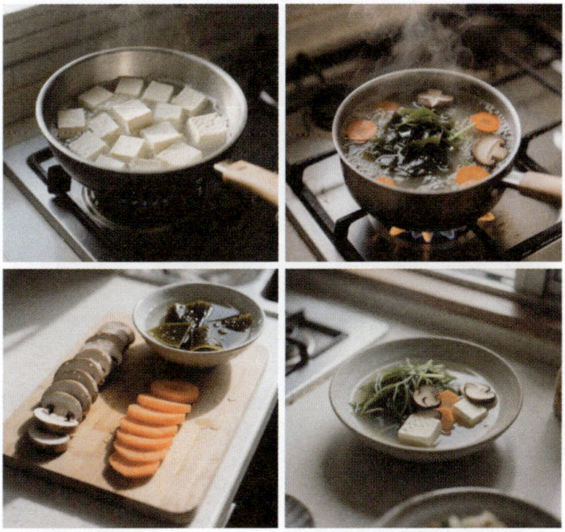

4. 周四食谱

早餐：全麦三明治

原料：全麦面包 2 片、牛油果 15 g、水煮蛋 1/2 个

调味料：柠檬汁（少许）

烹饪方法：

（1）选择成熟牛油果（表皮深绿、轻按有弹性），对半切开去核，

用叉子将果肉刮出，或用搅拌机搅打至细腻泥状（保留果肉颗粒感更佳）。

（2）水煮蛋剥壳后对半切开。

（3）全麦面包片切成 4 个小方块，用平底锅小火烤至表面微黄（每面约 1 分钟），增加酥脆感。

（4）取一片烤好的全麦面包，均匀铺上牛油果泥，放上 1/2 个水煮蛋，盖上另一片全麦面包，轻压对齐边缘。

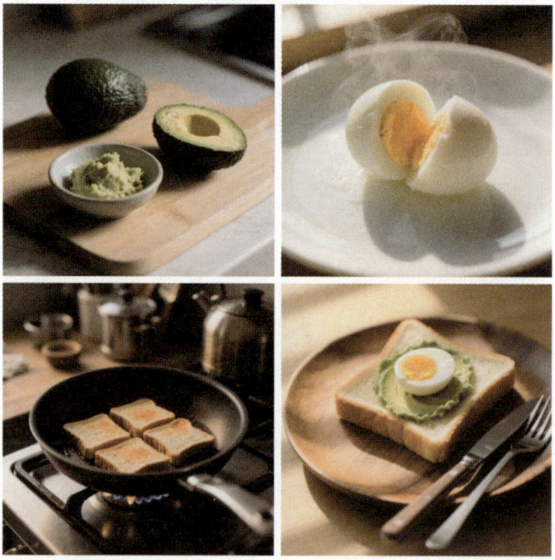

午餐：糙米三文鱼炒饭

原料：糙米 15 g、大米 15 g、三文鱼 20 g、豌豆 15 g、玉米粒 10 g

调味料：盐 1 g、柠檬汁 5 mL、橄榄油 5 g、黑胡椒碎（可选）

烹饪方法：

（1）糙米提前浸泡，与大米按 1∶1 比例混合后加 1.5 倍清水焖熟备用。

（2）三文鱼切成小块，用少量橄榄油煎至表面金黄。

（3）豌豆、玉米粒焯水 1 分钟（水中可加 1 g 盐），沥干备用。

（4）平底锅刷 5 g 橄榄油，中火炒散熟糙米饭至粒粒分明，加入三文鱼块，翻炒均匀吸收油脂，倒入焯水的豌豆和玉米粒，转小火翻炒 2 分钟，挤入 5 mL 柠檬汁，快速翻拌防止柠檬汁挥发。

（5）撒黑胡椒碎（可选），用余温翻炒 10 秒即可关火。

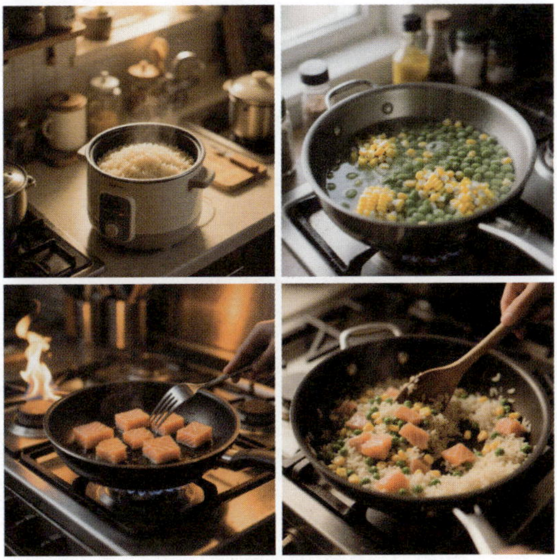

晚餐：南瓜小米粥 + 水煮青豆

原料：南瓜 50 g、小米 20 g、青豆 30 g

调味料：无

烹饪方法：

（1）南瓜去皮去籽，切成 1 cm 小块，20 g 小米淘洗 1 次（避免过度冲洗营养流失）。

（2）锅中加 500 mL 清水，放入南瓜块大火煮沸，转中小火煮 10 分钟至南瓜块半软，加入小米，保持中小火煮 20 分钟（煮制过程中不时搅拌防粘锅）。

（3）关火焖 5 分钟至小米开花、南瓜块融化。

（4）青豆去壳（冷冻青豆须提前解冻），用清水冲洗两遍去除表面杂质。沸水中加青豆，焯水 3 分钟至青豆变翠绿，捞出过冷水降温。

（5）沥干水分后撒至南瓜小米粥表面。

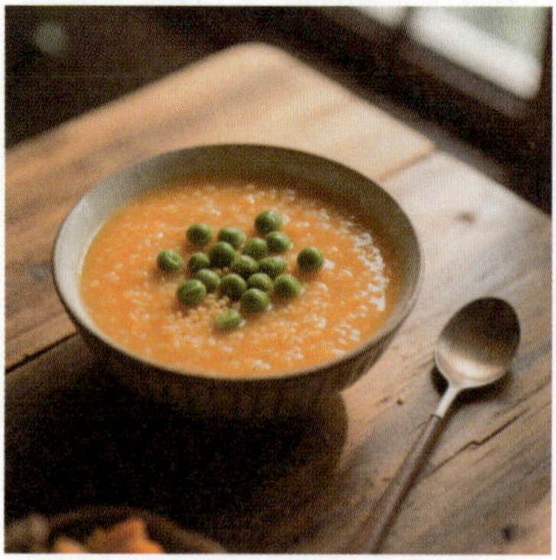

5. 周五食谱

早餐：藜麦香蕉酸奶碗

原料：无糖希腊酸奶 50 g、藜麦 15 g、香蕉 1 根、奇亚籽 3 g

调味料：坚果碎 5 g

烹饪方法：

（1）藜麦用清水冲洗两遍，去除表面杂质，加入 30 mL 清水（比例为 1∶2），大火煮沸后转小火煮 10 分钟，沥干备用。

（2）1 根香蕉去皮，压成泥状（保留部分颗粒感）。

（3）无糖希腊酸奶 50 g 直接使用，或冷藏 1 小时提升浓稠度。

（4）将煮熟的藜麦平铺在碗底，用勺背压实至 0.5 cm 厚度，倒入 30 g 无糖希腊酸奶，与藜麦轻轻拌匀至湿润状态，铺上香蕉泥，用勺子背面抹出自然纹理。将 20 g 无糖希腊酸奶覆盖在香蕉层上，形成光滑表面。

（5）撒 3 g 奇亚籽和 5 g 坚果碎（杏仁碎 / 核桃碎），轻微按压。

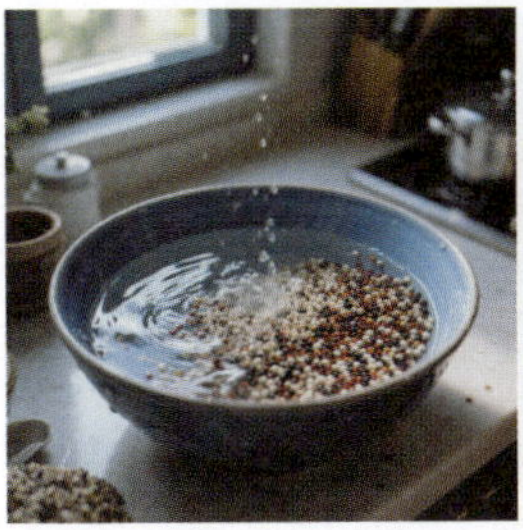 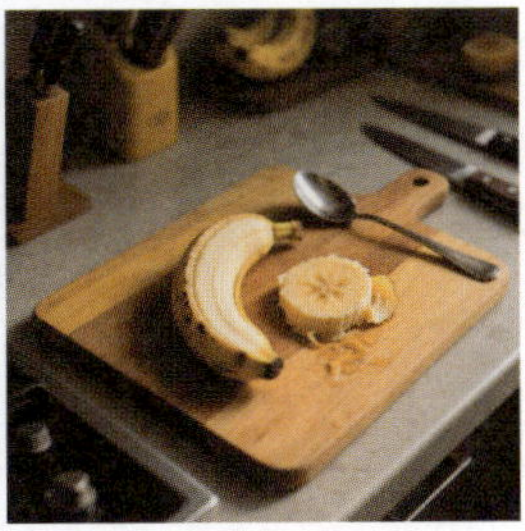

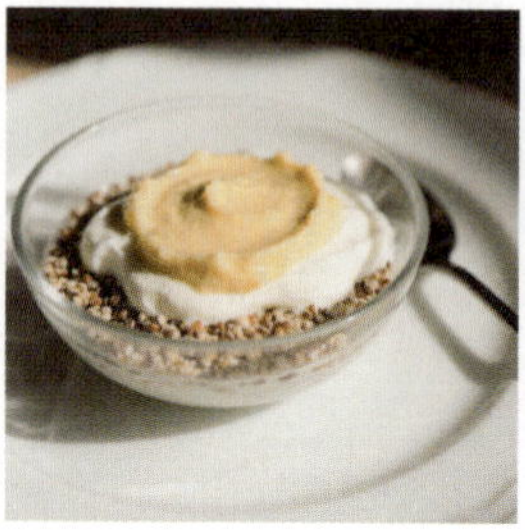 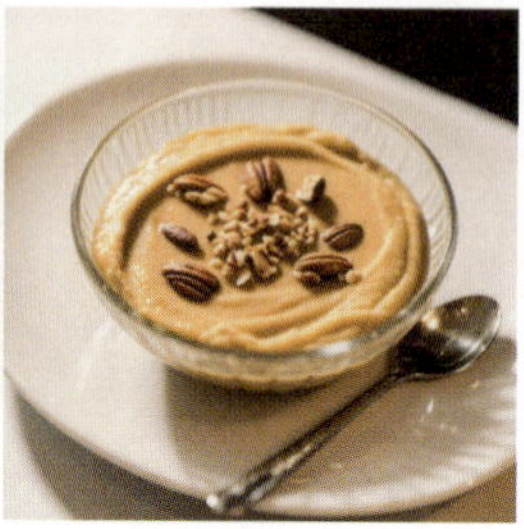

午餐：番茄龙利鱼意面

原料：意面 20 g、龙利鱼 30 g、番茄 50 g、罗勒叶 2 片

调味料：橄榄油 5 g、蒜片（可选）、黑胡椒粉（可选）

烹饪方法：

（1）意面放入沸水中，按包装时间（通常 10 分钟）煮软，煮好后立即过冷水，沥干后加橄榄油拌匀防粘。

（2）龙利鱼切成 1 cm 方块，用厨房纸吸干水分，表面撒黑胡椒粉（可选），淋橄榄油腌制 5 分钟。

（3）番茄顶部划十字，沸水烫 30 秒去皮，切成小丁。罗勒叶 2 片摘取嫩叶切碎。

（4）平底锅烧热，倒入 2 g 橄榄油，中火煎龙利鱼块至两面金黄（每面约 2 分钟），盛出备用。

（5）保留锅中余油，爆香蒜片（可选），加入番茄丁中火翻炒至软烂出汁，转小火，加入 1 小勺煮面水，煮至酱汁浓稠。

（6）将煮好的意面倒入番茄酱汁中，中火翻炒 1 分钟裹匀酱汁，加入煎好的龙利鱼块，轻轻翻拌避免鱼肉碎裂，点缀切碎的罗勒叶 。

晚餐：鹰嘴豆胡萝卜饼

原料：鹰嘴豆泥 30 g、胡萝卜 20 g、西葫芦 10 g

调味料：盐 1 g、橄榄油 5 g

烹饪方法：

（1）20 g 胡萝卜去皮擦细丝，用清水冲洗后沥干，10 g 西葫芦去皮擦丝，加 1 小撮盐腌制 5 分钟析出水分，挤干备用。

（2）取 30 g 鹰嘴豆泥（须提前煮熟压泥），与胡萝卜丝、西葫芦丝混合，用手掌根部反复揉搓 5 分钟，使蔬菜纤维与鹰嘴豆泥充分融合。

（3）取混合泥置于掌心，双手旋转按压成直径为 3 cm 的圆饼，表面用叉子划出放射状纹路（增加酥脆感）。

（4）平底锅预热后刷薄橄榄油，中火放入饼胚，底面煎至微黄定型（约 3 分钟），翻面后加盖焖煎 2 分钟。

（5）全程保持中小火，避免外焦内生。

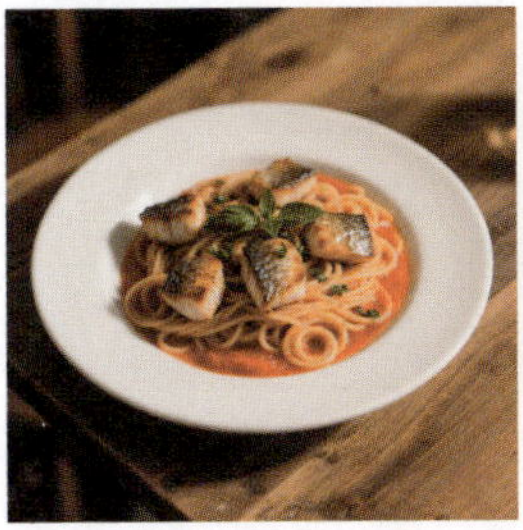

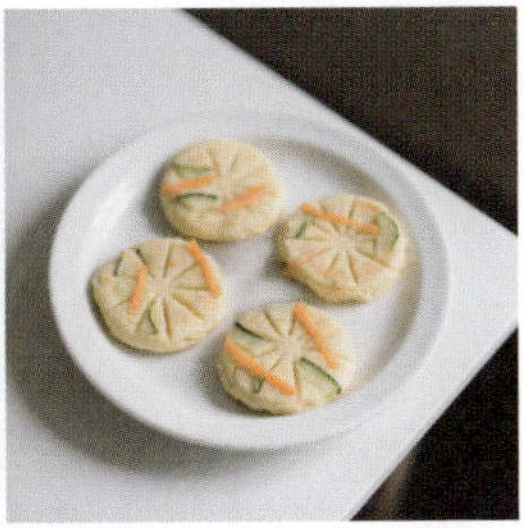

6. 周六食谱

早餐：全麦蔬菜煎饼

原料：全麦面粉 20 g、菠菜 15 g、鸡蛋 1 个、核桃 5 g

调味料：橄榄油 3 g

烹饪方法：

（1）菠菜洗净后焯水 30 秒（去草酸），挤干水分切碎。核桃用刀背压碎或研磨成粗颗粒。

（2）全麦面粉 20 g 倒入碗中，打入鸡蛋 1 个，用叉子搅散，加入菠菜碎和核桃碎，用刮刀翻拌至无干粉状态。

（3）平底锅小火预热，刷薄橄榄油，倒入 30 mL 面糊，快速转动锅体摊成圆形。中小火煎 1 分钟至边缘翘起，翻面再煎 45 秒。

午餐：鸡肉蔬菜杂粮饭

原料：糙米 10 g、大米 10 g、鸡胸肉 20 g、芦笋 20 g、甜菜根 10 g

调味料：蒜末 3 g、橄榄油 5 g、盐 1 g、黑胡椒粉（可选）

烹饪方法：

（1）糙米提前浸泡，与大米 1∶1 混合后，用电饭煲煮杂粮饭。

（2）鸡胸肉切成 1 cm 方块，加 1.5 g 蒜末、黑胡椒粉（可选）拌匀冷藏腌制 20 分钟（去腥增香）。

（3）芦笋切成段，甜菜根去皮切成细丝，芦笋焯水 2 分钟，甜菜丝焯水30秒（去土腥味）。

（4）平底锅刷橄榄油，中火煎鸡胸肉至两面金黄（每面2分钟），盛出备用。

（5）保留锅中余油爆香1.5 g蒜末，加入甜菜丝中火翻炒1分钟，倒入芦笋段，翻炒30秒断生，加盐调味。

（6）碗底铺杂粮饭，覆盖炒好的蔬菜，顶部放煎熟的鸡胸肉块。

晚餐：鸡肉蔬菜粥+蒸南瓜

原料：鸡胸肉20 g、糙米10 g、菠菜10 g、南瓜80 g

调味料：无

烹饪方法：

（1）10 g糙米用清水淘洗2次，提前浸泡。

（2）20 g鸡胸肉去筋膜，切成块，加1小勺温水（约10 mL）搅打上劲。

（3）10 g菠菜焯水30秒（去草酸），挤干后切成碎末。

（4）浸泡好的糙米加50 mL清水，电饭煲选择“婴儿粥”模式或小火煮20分钟至开花。

（5）糙米开花后转最小火，倒入鸡胸肉块快速搅散，盖上锅盖焖煮5分钟至肉熟透。

（6）关火前30秒加入菠菜碎，用余温焖熟。

（7）用勺子挖出南瓜籽瓤，切成厚块，平铺在蒸盘中，冷水上锅，大火蒸 12 分钟，用筷子可轻松穿透即可。

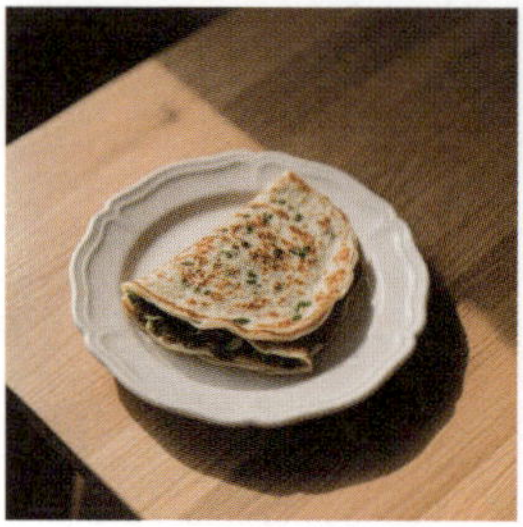
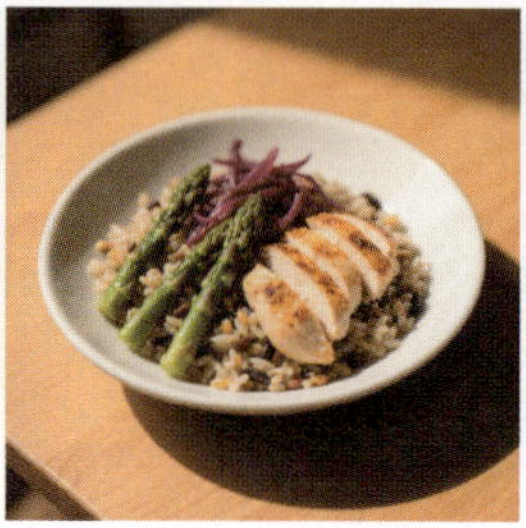
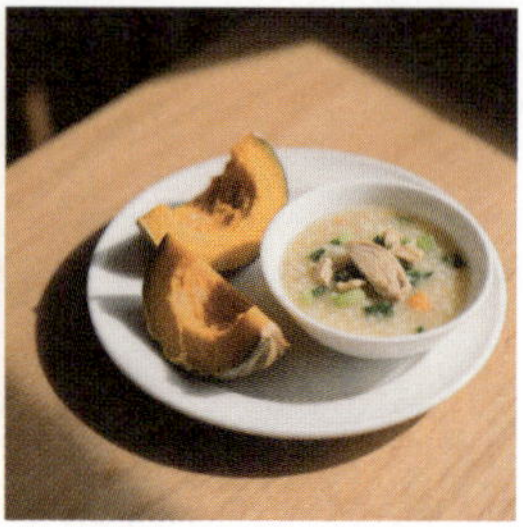

7. 周日食谱

早餐：燕麦水果粥

原料：即食燕麦 20 g、无糖杏仁奶 100 mL、草莓 3 颗、蓝莓 6 颗

调味料：肉桂粉（少许）

烹饪方法：

（1）无糖杏仁奶 100 mL 倒入小锅中，中小火加热至微温（约 40 ℃，不沸腾），若使用冷藏无糖杏仁奶，可微波炉加热 30 秒（中高火）。

（2）3 颗草莓去蒂，切成 0.5 cm 小块，6 颗蓝莓用清水洗净后沥干，用厨房纸吸干表面水分。

（3）即食燕麦倒入碗中，倒入温热的无糖杏仁奶，静置 2 分钟让燕麦自然吸水膨胀。用硅胶刮刀轻柔搅拌 1 分钟，使燕麦与无糖杏仁奶均匀融合。

（4）碗底铺燕麦粥，顶部撒蓝莓和切成块的草莓。

午餐：地中海烤蔬菜拼盘

原料：西葫芦 30 g、茄子 20 g、番茄 30 g、洋葱 10 g

调味料：橄榄油 5 g、迷迭香 1 枝 、盐 2 g

烹饪方法：

（1）西葫芦切成 0.5 cm 厚圆片；茄子纵向切成 0.5 cm 条，去两端后浸泡盐水 10 分钟；番茄去蒂切成 1 cm 方块；洋葱剥皮后切成细丝，清水浸泡去除辛辣味。迷迭香 1 枝取嫩叶切碎，茎部保留作烤盘垫底。

（2）混合所有蔬菜，淋橄榄油 5 g，撒迷迭香碎轻拌，密封盒冷藏腌制 20 分钟。

（3）烤盘垫迷迭香茎部，铺烘焙纸防粘，蔬菜平铺不重叠。烤箱预热后 160 ℃烤 15 分钟，140 ℃续烤 10 分钟。

晚餐：豆腐虾仁炒时蔬

原料：嫩豆腐 30 g、虾仁 20 g、彩椒 15 g、芦笋 10 g

调味料：柠檬汁 5 mL、淀粉 1 g、橄榄油 3 g、盐 1 g

烹饪方法：

（1）嫩豆腐切成 0.3 cm 小方块，冷水下锅焯 1 分钟，捞出后用厨房纸吸干表面水分。

（2）虾仁去虾线，用柠檬汁 5 mL 和淀粉 1 g 抓匀，冷藏腌制 10 分钟。

（3）彩椒去籽切成 0.5 cm 丁，芦笋去皮切成 0.3 cm 段，焯水 30 秒。

（4）平底锅刷橄榄油，小火预热，先下芦笋段炒 1 分钟，然后加彩椒丁中火翻炒 30 秒，最后放豆腐块和虾仁，转最小火翻炒 45 秒。

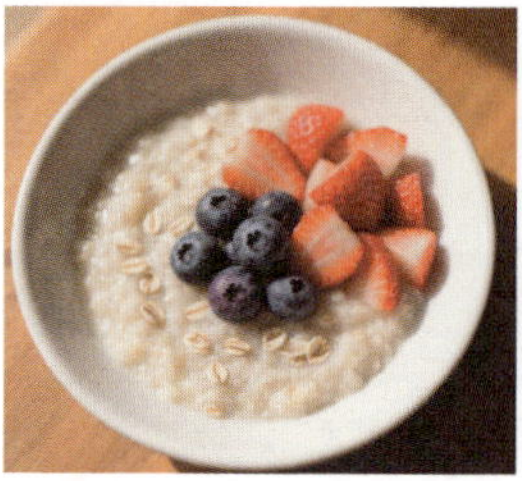
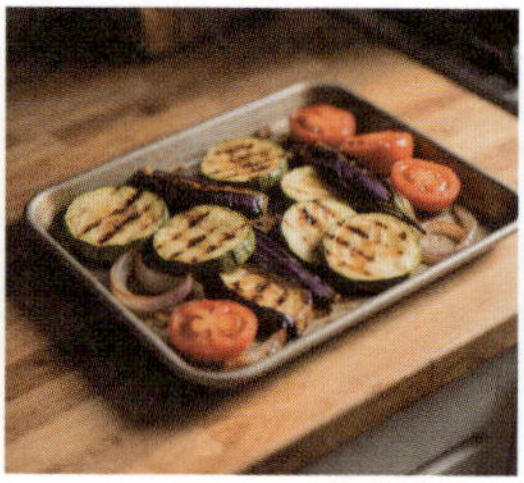
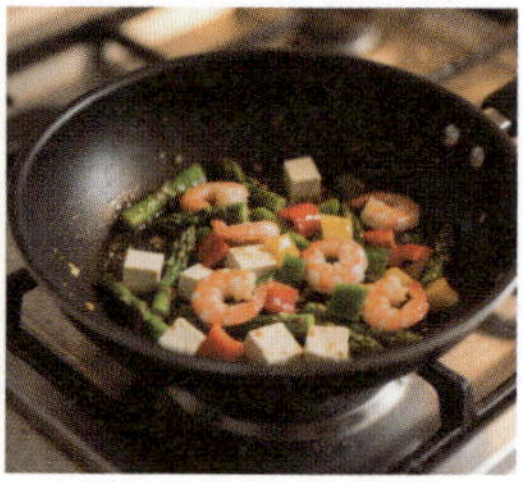

二、2~5 岁学龄前儿童健康减重餐（附周一至周日食谱）

学龄前儿童生长发育速度虽较婴幼儿有所下降，但对营养的需求量仍然很高。跟婴幼儿相比，他们从身体到心理上都逐渐发育成熟，有更多的自主性。这一时期是培养孩子自主进食和健康饮食习惯的关键时期，应特别注意及时针对其膳食结构提供合理膳食指导，帮助他们逐渐养成良好的膳食习惯，为一生建立健康的膳食模式奠定基础。

通常来说，学龄前儿童的膳食应由多种食物构成合理的平衡膳食结构，同时建立规律就餐的良好习惯，为获得全面、足量的营养提供保障。家长要注意引导儿童自主进餐，并养成有规律的进餐习惯，保证一日三次正餐和1~2次加餐，不随意更改进餐时间和食物的量。同时，应注意给儿童提供品种丰富的膳食选择，正确引导儿童避免挑食、偏食。针对零食选择，家长需科学选择富含营养、有益健康的乳制品、水果、坚果等，避免提供高热量、重口味的蜜饯、糖果、膨化类食品等。

如果孩子已经有超重或肥胖的风险，在保证营养素均衡摄入、不影响生长发育的前提下，每日总热量可减少10%~15%，优先通过减少高糖高脂食物实现。务必避免短期节食，注重长期饮食习惯的培养，并定期监测生长发育指标。同时保证每日30~60分钟中高强度活动（如快走、游泳），可结合趣味游戏提高孩子的参与度。

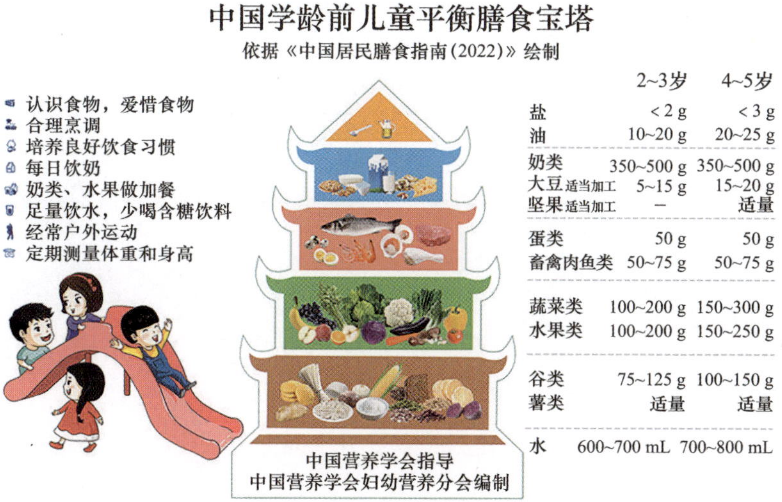

（配图来源于中国营养学会）

以下食谱不含每天额外需要摄入的奶及奶制品，家长可根据孩子习惯安排。肥胖儿童优先选择脱脂奶制品。

1. 周一食谱

早餐：全麦蓝莓松饼 + 核桃酸奶

原料：全麦面粉 30 g、鸡蛋 1 个、蓝莓 30 g、无糖酸奶 100 g、核桃 1 个、核桃碎 10 g、奇亚籽 3 g

调味料：橄榄油 5 g

烹饪方法：

（1）全麦面粉过筛，鸡蛋打散，加入无糖酸奶，搅拌至顺滑。

（2）轻轻拌入蓝莓和核桃碎，避免过度挤压导致松饼变硬。

（3）平底锅预热后刷薄橄榄油，用汤勺舀面糊成长方形，中小火煎 2 分钟至边缘凝固、表面起泡。翻面再煎 1 分钟至金黄，全程控制火候以防焦糊。

（4）无糖酸奶直接盛入小碗，放入 1 个核桃，松饼切成片后搭配，可撒少量奇亚籽增加纤维。

午餐：三文鱼藜麦饭 + 西蓝花

原料：三文鱼 50 g、藜麦 30 g、西蓝花 80 g

调味料：橄榄油 5 g、盐 2 g、柠檬汁 5 mL、海苔碎、黑胡椒碎（少许）

烹饪方法：

（1）30 g 藜麦浸泡 20 分钟，加 60 mL 水煮 15 分钟至透明，沥干备用。

（2）西蓝花切成小朵，沸水加盐焯 2 分钟，过凉水保持翠绿。三文鱼切成小块，用柠檬汁、黑胡椒碎腌制 10 分钟。

（3）平底锅刷橄榄油，中火煎三文鱼块至两面金黄（每面约 3 分钟），确保内部熟透且保留嫩滑口感。

（4）将煮好的藜麦饭、焯烫的西蓝花、煎熟的三文鱼块摆盘。撒海苔碎和黑胡椒碎，淋少许柠檬汁增加清新风味。

晚餐：鹰嘴豆虾仁汤 + 蒸南瓜

原料：鹰嘴豆 30 g、虾仁 30 g、南瓜 100 g、番茄 50 g

调味料：柠檬汁 5 mL、橄榄油 3 mL、盐 1 g、黑胡椒碎（少许）

烹饪方法：

（1）鹰嘴豆提前浸泡过夜，高压锅煮熟。

（2）虾仁去壳去虾线，用柠檬汁、黑胡椒碎腌制 5 分钟。番茄去皮切成丁备用。

（3）平底锅刷 3 mL 橄榄油，中火炒番茄丁至软烂出沙（约 3 分钟），加入鹰嘴豆搅拌均匀。

（4）倒入 100 mL 清水煮沸，转小火煮 5 分钟至汤汁浓稠，放入虾仁煮至卷曲变色（约 2 分钟）。加入适量盐调味。

（5）南瓜切成厚块，平铺于蒸盘，水沸后上锅蒸 8 分钟至用叉子可轻松穿透，保留天然清甜。

加餐：香蕉切片 + 杏仁 5 粒

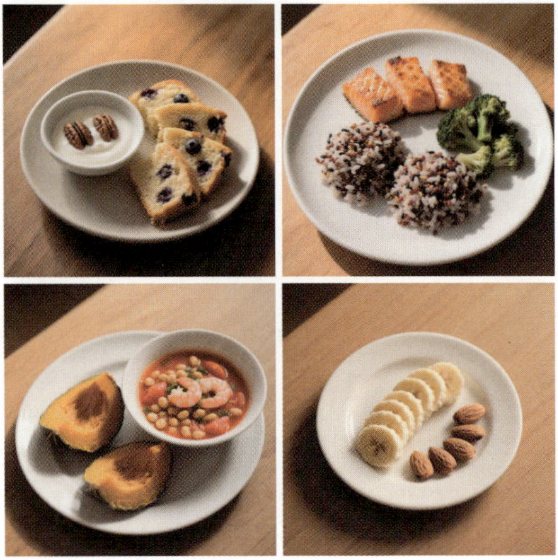

2. 周二食谱

早餐：菠菜鸡蛋卷 + 全麦面包

原料：全麦面包 2 片、鸡蛋 1 个、菠菜 20 g、牛油果 15 g

调味料：橄榄油 5 mL、盐 2 g、柠檬汁（少许）

烹饪方法：

（1）选择成熟牛油果（表皮深绿、轻按有弹性），对半切开去核，用叉子将果肉刮出，碾碎果肉。

（2）菠菜去根洗净，沸水加盐焯 30 秒，捞出过凉水切碎。

（3）鸡蛋打散，加 1 g 盐和 10 mL 温水搅拌至顺滑。

（4）2 片全麦面包用吐司机或平底锅烤至微脆（温度为 160 ℃，约 3 分钟）。

（5）平底锅刷薄橄榄油，小火加热后倒入鸡蛋液，快速转动锅体摊成圆形薄饼。

（6）待鸡蛋液半凝固时，撒入菠菜碎并轻轻铺匀，用锅铲从边缘卷起成筒状，继续煎 1 分钟定型。

（7）将菠菜鸡蛋卷与烤脆的全麦面包交错摆放。将牛油果泥平铺在全麦面包上，淋少许柠檬汁防止氧化变黑。

午餐：番茄炖鳕鱼 + 杂粮饭

原料：鳕鱼 60 g、番茄 80 g、糙米 25 g、芦笋 50 g

调味料：柠檬汁 5 mL、橄榄油 5 g、蒜末 1 g、盐 1 g、黑胡椒碎（少许，可选）

烹饪方法：

（1）鳕鱼去皮去刺，切成片状，用柠檬汁、黑胡椒碎腌制 10 分钟去腥。

（2）番茄顶部划十字，沸水烫 10 秒去皮，切成块备用。芦笋切去老根，沸水加盐焯 1 分钟，过凉水后切成段。

（3）糙米提前浸泡，加 50 mL 水煮熟（电饭煲软糯模式）。

（4）平底锅刷薄橄榄油，中火煎鳕鱼片至两面金黄（每面约

2 分钟），盛出备用。锅中留余橄榄油，加蒜末爆香，倒入番茄块翻炒至软烂出沙。加 50 mL 清水煮沸，放入煎好的鳕鱼片，小火炖 3 分钟至汤汁浓稠。

（5）将炖好的番茄鳕鱼连汤汁倒入杂粮饭中，用饭勺轻拌均匀。

（6）撒芦笋段装饰。

晚餐：豆腐蔬菜饼 + 小米粥

原料：嫩豆腐 50 g、胡萝卜 20 g、西葫芦 30 g、小米 20 g

调味料：橄榄油 2 mL、玉米淀粉（适量）、盐 1 g、海苔 1 片

烹饪方法：

（1）嫩豆腐用纱布包裹，挤出多余水分（保留约 10 mL 豆腐汁）。

（2）胡萝卜擦细丝，西葫芦切成丝，加少许盐抓匀腌制 5 分钟，挤干水分。

（3）小米加 3 倍清水（60 mL），浸泡 20 分钟后煮至软烂。

（4）将豆腐碎、胡萝卜丝、西葫芦丝放入碗中，加玉米淀粉、盐、10 mL 豆腐汁搅拌至黏稠。可造型成小动物形状，促进食欲。

（5）平底锅刷 2 mL 橄榄油，小火加热后取豆腐饼置于锅中，煎至底面定型，翻面再煎 1 分钟至两面微黄，全程避免焦糊。

（6）用海苔剪出眼睛、嘴等形状，装饰豆腐饼。小米粥装入小碗。

加餐：无糖杏仁奶 100 mL + 奇异果半个

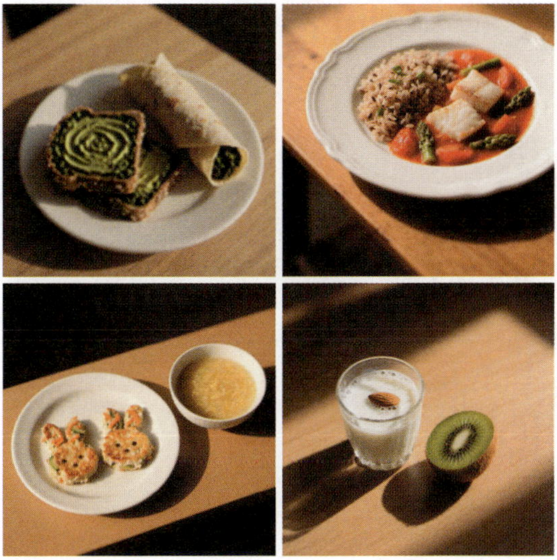

3. 周三食谱

早餐：燕麦奶布丁 + 草莓

原料：即食燕麦 25 g、无糖杏仁奶 200 mL、草莓 50 g、奇亚籽 5 g

调味料：无

烹饪方法：

（1）取部分草莓去蒂切成丁，切碎后与 5 g 奇亚籽混合，加无糖杏仁奶冷藏 4 小时（或隔夜）形成布丁质地。

（2）即食燕麦加无糖杏仁奶浸泡，微波炉中火加热 1 分钟至软化。

（3）剩余草莓一部分切成片，另一部分用模具压成星星形状备用。

（4）将冷藏的草莓奇亚籽布丁铺入透明玻璃杯底部（厚度约

2 cm），覆盖一层燕麦牛奶层。可重复叠加，顶部摆放草莓星星。

午餐：鸡肉藜麦牛油果沙拉 + 无糖酸奶

原料：鸡胸肉 50 g、藜麦 30 g、生菜 60 g、牛油果 60 g、无糖酸奶 50 mL

调味料：橄榄油 5 mL、柠檬汁 5 mL、黑胡椒盐 1 g

烹饪方法：

（1）鸡胸肉切成小块，用柠檬汁、黑胡椒盐腌制 10 分钟，沸水焯去血沫后煮至软烂。

（2）藜麦淘洗 3 遍，加 50 mL 清水煮 15 分钟，关火焖 5 分钟至松软。

（3）生菜撕成小朵，牛油果一部分切成薄片浸泡柠檬汁防氧化，另一部分用搅拌机搅打至细腻泥状。

（4）取圆形模具将煮软的鸡胸肉压成花朵形状，藜麦铺底作“土壤”，生菜叶作“草地”，牛油果片叠成小树造型，上面抹牛油果泥，淋少许橄榄油。

（5）搭配 50 mL 无糖酸奶作为蘸酱，增加蛋白质摄入。

晚餐：南瓜鱼茸粥 + 清炒菠菜

原料：鳕鱼 40 g、南瓜 50 g、糙米 20 g、菠菜 40 g

调味料：橄榄油 5 mL、柠檬汁 5 mL、蒜末 1 g、盐 1 g、黑胡椒碎

（少许）

烹饪方法：

（1）糙米提前浸泡，加 5 倍清水（100 mL）煮至开花。南瓜去皮切成丁，与煮好的糙米粥同煮 5 分钟至软烂。

（2）鳕鱼去皮去刺，剁成鱼茸后加少许黑胡椒碎、5 mL 柠檬汁腌制 10 分钟。将鱼茸铺在粥面，加盖焖 3 分钟至熟透。

（3）菠菜洗净去根部，焯水备用。

（4）热锅冷橄榄油，爆香蒜末后加入菠菜快炒 30 秒，加盐调味。

加餐：核桃仁 10 g + 苹果片

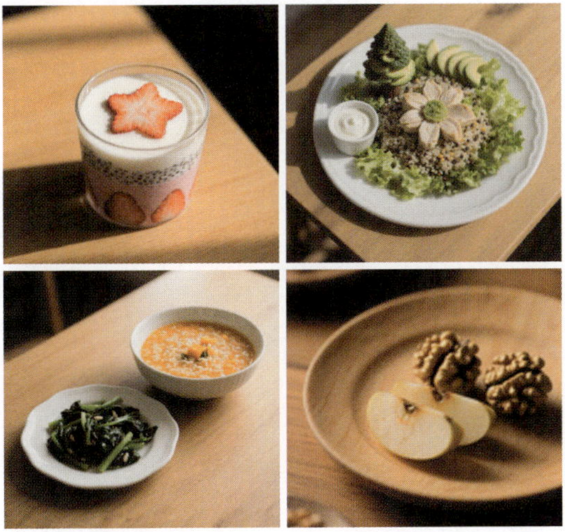

4. 周四食谱

早餐：全麦三明治 + 低脂奶酪

原料：全麦面包 2 片、鸡蛋 1 个、低脂奶酪 15 g、番茄 20 g

调味料：橄榄油 5 mL、黑胡椒碎（少许）、柠檬皮屑（少许）、海苔 1 片

烹饪方法：

（1）1 片全麦面包用模具压成星星形状，刷 5 mL 橄榄油后与另 1 片全麦面包一起放入空气炸锅 160 ℃烤 3 分钟。

（2）鸡蛋冷水下锅，加柠檬皮屑煮 8 分钟至全熟，碾碎后拌入黑胡椒碎。

（3）番茄洗净后切成片备用。

（4）烤好的全麦面包底铺番茄片，上面放低脂奶酪，再撒上鸡蛋碎，将星星形状的全麦面包置于顶部。

（5）用海苔剪出小熊耳朵装饰，低脂奶酪拉丝形成笑脸。

（6）用防摔餐盘盛装，搭配硅胶餐垫引导自主进食。

午餐：烤三文鱼杂蔬 + 藜麦饭

原料：三文鱼 50 g、彩椒 30 g、洋葱 20 g、藜麦 30 g

调味料：柠檬汁 5 mL、橄榄油 3 mL、蒜末 1 g（可选）、盐 0.5 g、黑胡椒碎（少许）

烹饪方法：

（1）三文鱼切成 1 cm 方块，用盐、柠檬汁、黑胡椒碎腌制 10 分钟，沥干水分。

（2）彩椒去籽切成丁，洋葱切成细条状，混合后加 0.2 mL 橄榄油拌匀。

（3）藜麦淘洗后加 150 mL 水，电饭煲煮至开花。

（4）烤箱预热 180 ℃，将三文鱼平铺于烤盘，表面刷薄橄榄油，烤制 12 分钟至表面微焦。中途翻面一次确保受热均匀。

（5）平底锅热 1 mL 橄榄油，爆香蒜末（可选）后加洋葱条翻炒，放入彩椒丁快炒 1 分钟。加入烤好的三文鱼块，淋 1 mL 柠檬汁提鲜。

（6）藜麦饭铺底，码放三文鱼杂蔬。

晚餐：鹰嘴豆泥卷饼 + 白灼西蓝花

原料：全麦面粉 30 g、鹰嘴豆 30 g、生菜 30 g、西蓝花 40 g、甜椒 10 g（切丁）

调味料：橄榄油 3 mL、蒜末 1 g、低钠酱油 2 mL

烹饪方法：

（1）鹰嘴豆提前浸泡过夜，高压锅煮烂后用勺子压成泥糊状，可保留少许颗粒感增加咀嚼乐趣。

（2）西蓝花洗净切成小朵，焯水后过冷水，保持翠绿颜色。

（3）全麦面粉过筛后加水调成酸奶质地的面糊。平底锅预热后刷薄橄榄油，用汤勺舀面糊成圆形，中小火煎至边缘凝固，翻面再煎 1 分钟，全程控制火候以防焦糊。

（4）面饼平铺，抹鹰嘴豆泥，放生菜、甜椒丁，卷紧后切成段。

（5）锅中放橄榄油，放入蒜末激发香气，加低钠酱油混合后淋在西蓝花上。

加餐：希腊酸奶 100 g + 蓝莓 20 g

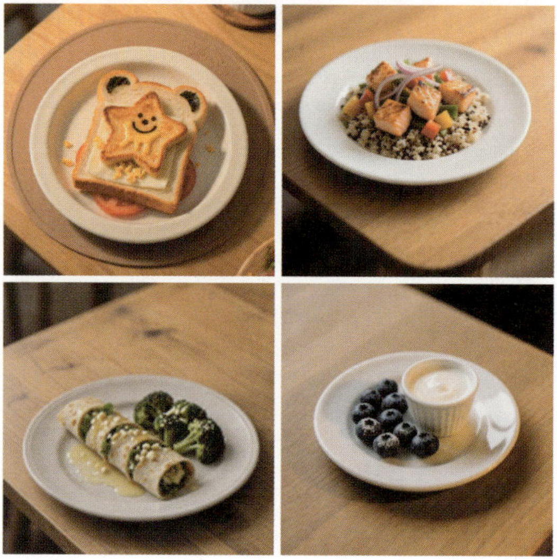

5. 周五食谱

早餐：蔬菜鸡蛋羹 + 全麦馒头

原料：鸡蛋 1 个、菠菜 10 g、干香菇 10 g、全麦馒头 30 g

调味料：核桃油 1 mL、香油 0.5 mL、柠檬汁（适量）、葱花（少许）、低钠酱油 2 mL（可选）

烹饪方法：

（1）全麦馒头切成 0.5 cm 厚片，用模具压成花朵形状，刷 1 mL

核桃油，空气炸锅 150 ℃烤 3 分钟。

（2）鸡蛋打散后加温水（鸡蛋和水的比例为 1∶1.5），滴入柠檬汁去腥，过筛 2 次去除筋膜。

（3）菠菜洗净焯水 10 秒，切碎后挤干水分。干香菇泡发后切成 0.3 cm 细丝。

（4）蒸碗底部码香菇丝、撒菠菜碎后倒入鸡蛋液。盖上保鲜膜，扎孔（孔径≤ 1 mm），水沸后中火蒸 8 分钟，加香油和低钠酱油（可选）调味，撒少许葱花点缀。

午餐：三文鱼沙拉 + 意大利面

原料：三文鱼 40 g、樱桃番茄 50 g、生菜 40 g、意大利面 20 g

调味料：柠檬汁 5 mL、橄榄油 3 mL、盐 1 g、黑胡椒碎（少许）

烹饪方法：

（1）三文鱼去皮后剔除残留鱼刺，切成 1 cm 方块，用柠檬汁、黑胡椒碎、盐腌制 10 分钟去腥。

（2）樱桃番茄去蒂切成两半，生菜洗净撕成小朵。将樱桃番茄与生菜混合，加黑胡椒碎和少许柠檬汁调味。

（3）平底锅预热后加橄榄油，放入三文鱼块，煎至表面金黄。关火余温焖 1 分钟，确保内部熟透。

（4）沸水中放入意大利面，按包装时间煮软，捞出后过冷水 10 秒，加橄榄油防粘连。

（5）用叉子卷起意大利面成鸟巢状，置于餐盘中央，意大利面上方放置三文鱼块，并将蔬菜沙拉也装入餐盘。

晚餐：豆腐虾仁炒时蔬 + 蒸紫薯

原料：嫩豆腐 40 g、虾仁 30 g、胡萝卜 20 g、紫薯 80 g

调味料：柠檬汁 5 mL、橄榄油 5 mL、生抽 2 mL、蚝油 1 mL、盐 1 g、淀粉 15 g、葱花（少许）、淀粉（少许）、蒜末 1 g（可选）

烹饪方法：

（1）嫩豆腐切成 1 cm 方块，沸水加少许盐焯 1 分钟去豆腥，沥干后表面裹少量淀粉（防碎）。

（2）虾仁开背去虾线，用柠檬汁、盐腌制 5 分钟，吸干水分。

（3）胡萝卜切成片焯水 30 秒，紫薯切成厚片蒸熟。

（4）平底锅预热后刷薄橄榄油，中火煎豆腐至两面金黄，盛出备用。

（5）同一锅中喷橄榄油，爆香蒜末后放入虾仁，大火翻炒至卷曲变色。

（6）加入胡萝卜片翻炒 1 分钟，调至中小火，加生抽 2 mL、蚝油 1 mL 调味。

（7）倒入煎好的豆腐块，用水淀粉勾芡，收汁后可撒少许葱花点缀装盘。紫薯片可单独做配菜摆放在一旁，也可压成紫薯泥平铺于盘底。

加餐：橙子半个 + 腰果 10 g

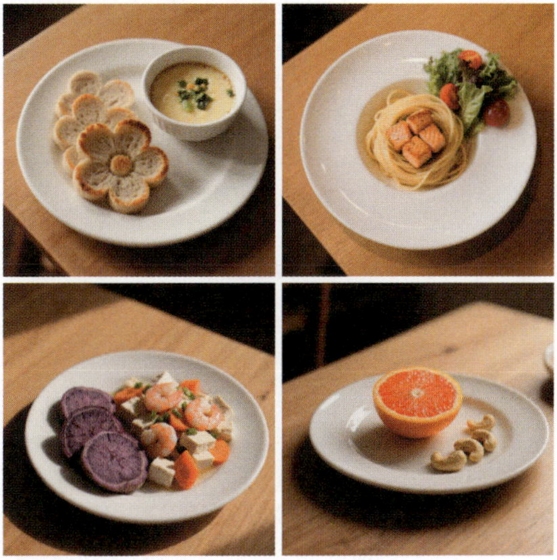

6. 周六食谱

早餐：燕麦香蕉松饼 + 无糖希腊酸奶

原料：即食燕麦 30 g、香蕉半根、鸡蛋 1 个、杏仁奶 100 mL、无糖希腊酸奶 50 mL、核桃碎 5 g

调味料：橄榄油 5 mL、柠檬汁 5 mL

烹饪方法：

（1）即食燕麦用破壁机打成细粉。

（2）香蕉压泥后加 5 mL 柠檬汁（防氧化褐变），与鸡蛋、杏仁奶混合。

（3）加入即食燕麦粉，混合均匀后静置 10 分钟。

（4）平底锅预热后刷橄榄油，用汤勺舀面糊成圆形，中小火煎至边缘凝固，翻面再煎 1 分钟，全程控制火候以防焦糊。

（5）松饼上可撒核桃碎做装饰。搭配无糖希腊酸奶。

午餐：番茄龙利鱼 + 烤土豆和西蓝花

原料：龙利鱼 50 g、樱桃番茄 60 g、土豆 50 g、西蓝花 50 g

调味料：橄榄油 5 mL、柠檬汁 5 mL、盐 1 g、蚝油 1 mL、洋葱末（适量）、蒜末（适量）、黑胡椒碎（少许）

烹饪方法：

（1）龙利鱼用厨房纸吸干水分后切成块，加盐、黑胡椒碎、柠檬汁腌制 5 分钟。

（2）樱桃番茄切成两半后备用。

（3）土豆切成滚刀块，西蓝花洗净切成小朵，焯水 1 分钟，沥干后刷橄榄油。

（4）烤箱预热 200 ℃，土豆块平铺于烤盘，表面撒少许盐和黑胡椒碎，烤 20 分钟至表面微焦。西蓝花平铺于烤盘，表面喷水防干，与土豆块同烤 5 分钟。

（5）平底锅预热后刷橄榄油，爆香蒜末、洋葱末，加樱桃番茄炒至软烂出沙。放入龙利鱼块，加盐、蚝油调味，中火焖煮 3 分钟至鱼肉熟透。

（6）烤土豆块和西蓝花摆盘，淋上樱桃番茄龙利鱼酱汁即可。

晚餐： 南瓜鸡胸肉粥 + 烤芦笋

原料：鸡胸肉 30 g、南瓜 60 g、糙米 20 g、芦笋 40 g

调味料：橄榄油 3 mL、盐 2 g、姜丝（少许）

烹饪方法：

（1）糙米提前浸泡，沥干，加清水 300 mL 煮沸，转小火煮 15 分钟至米粒开花。

（2）鸡胸肉用盐、姜丝抓匀，腌制 10 分钟。

（3）平底锅预热，刷薄橄榄油，中火煎鸡胸肉至两面微黄，撕成细条备用。

（4）糙米粥锅中加入南瓜丁、鸡胸肉条，继续煮 5 分钟至南瓜丁软烂。用勺子轻压部分南瓜丁成泥，搅拌均匀。

（5）芦笋切去老根，焯水 30 秒，沥干后摆入蒸盘。表面刷橄榄油，撒薄盐，烤箱 160 ℃烤 8 分钟。

加餐： 无糖酸奶 100 g + 草莓 6 颗

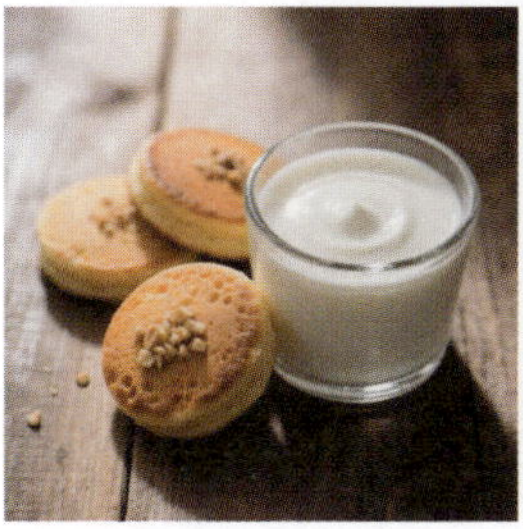
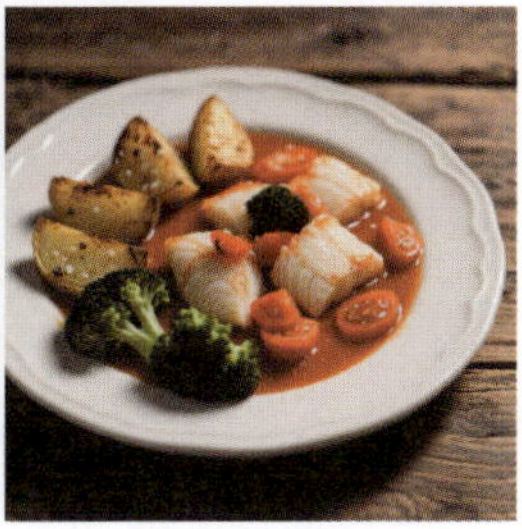

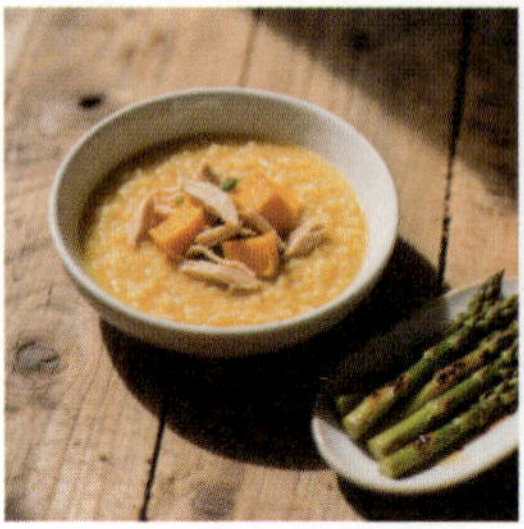
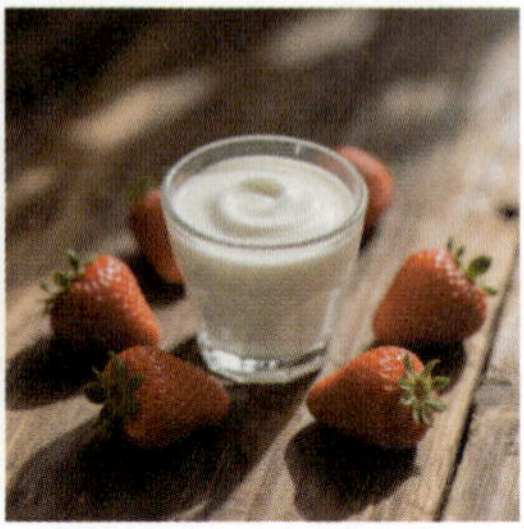

7. 周日食谱

早餐：全麦蔬菜煎饼 + 无糖豆浆

原料：全麦面粉 30 g、菠菜 15 g、胡萝卜 10 g、鸡蛋 1 个、无糖豆浆 150 mL

调味料：橄榄油 3 mL、盐 1 g

烹饪方法：

（1）菠菜洗净去根后焯水 30 秒，挤干水分后切碎，胡萝卜切成丝，焯水后沥干备用。

（2）全麦面粉过筛，加少许水与鸡蛋混合，搅拌至无颗粒（稠度参考酸奶）。加入菠菜碎、胡萝卜丝、盐拌匀静置 5 分钟。

（3）无糖豆浆倒入锅中，大火煮沸后转小火继续煮 5 分钟（防“假沸”现象）。

（4）平底锅预热，刷薄橄榄油，汤勺面糊倒入锅中，快速转动摊成圆形薄饼。煎至边缘翘起、表面凝固，翻面再煎 1 分钟至微焦。

（5）煎饼对折或卷起，搭配无糖豆浆饮用。

午餐： 地中海烤蔬菜拼盘 + 鳕鱼块

原料：茄子 30 g、彩椒 30 g、南瓜 50 g、鳕鱼 60 g

调味料：橄榄油 5 mL、柠檬汁 5 mL、盐 2 g、蒜末 1 g、黑胡椒碎（少许）、欧芹碎（少许）、柠檬片（少许）

烹饪方法：

（1）茄子切成滚刀块后加 1 g 盐揉搓 5 分钟，挤干水分防氧化，彩椒、南瓜分别洗净用厨房纸吸干表面水分，彩椒切成细条，南瓜切成厚长条。

（2）鳕鱼切成块，用柠檬汁和 0.5 g 黑胡椒碎腌制 10 分钟，表面刷 1 mL 橄榄油。

（3）烤箱预热，蔬菜平铺于烤盘（避免重叠），南瓜条铺底层，彩椒条居中，茄子块堆上层。均匀淋橄榄油，撒剩余盐、黑胡椒碎、蒜末，160 ℃烤 20 分钟。翻面再烤 5 分钟至表面微焦。

（4）平底锅预热后刷橄榄油，中火煎鳕鱼块至两面金黄。

（5）烤蔬菜摆盘，顶部放鳕鱼块，淋烤盘余橄榄油增香。可加少许柠檬片，搭配欧芹碎提升清新感。

晚餐： 鹰嘴豆炖胡萝卜 + 杂粮饭

原料：鹰嘴豆 30 g、胡萝卜 50 g、糙米 15 g、大米 15 g

调味料：橄榄油 5 mL、盐 1 g、洋葱末 1 g、蒜末 1 g

烹饪方法：

（1）鹰嘴豆提前浸泡过夜，加清水煮沸，转小火煮 20 分钟至半软（若用高压锅可缩短至 10 分钟）。

（2）胡萝卜切成块，焯水 1 分钟保持色泽。

（3）糙米提前浸泡 2 小时。糙米与大米 1∶1 混合后，电饭煲选择“杂粮饭”模式煮熟。

（4）锅预热后刷橄榄油，爆香洋葱末、蒜末。加入胡萝卜块翻炒 2 分钟，倒入煮过的鹰嘴豆和清水，大火煮沸后转小火炖 10 分钟，至胡萝卜块软烂。加盐调味，大火再次煮开至汤汁略浓稠，盛入碗中，加少许洋葱末点缀。

加餐： 苹果半个 + 杏仁 5 粒

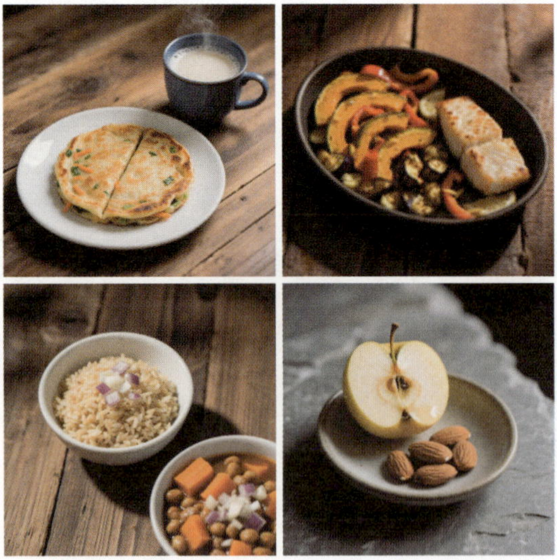

三、6~10 岁学龄儿童健康减重餐（附周一至周日食谱）

6~10 岁学龄儿童处于生长发育的关键阶段，身体机能和认知能力快速发展，对营养的需求更趋多样化。与学龄前儿童相比，他们的活动范围扩大、学习任务增加，能量消耗和营养需求呈现新特点。此阶段需通过科学膳食管理，帮助儿童建立终身的健康饮食模式，同时兼顾学业表现与体能发展。在这一阶段，建议鼓励儿童参与食物选择与简单烹饪（如择菜、摆盘），以提升对健康饮食的兴趣。每日膳食应包含谷薯类、蔬菜、水果、动物性食物、奶类及大豆坚果，食物种类 12 种以上，每周不少于 25 种。加餐以水果、原味坚果或无糖酸奶为主，减少高糖零食摄入。家长应以身作则，减少家庭饮食中的高盐、高油菜品（如腌制食品、油炸食品）。可通过趣味游戏（如“彩虹饮食挑战”）引导儿童尝试新食物，逐步改善挑食。

当孩子出现超重或者肥胖风险时，需在保证营养均衡的前提下，引导孩子减少高能量密度食物（如油炸食品、甜点）的摄入，增加蔬菜和低糖水果的摄入量，科学选择加餐，避免饮用含糖饮料。以地中海膳食为代表的抗炎饮食模式及以江南饮食为代表的中式饮食模式均是适合儿童的健康饮食选择。同时，应引导孩子限制屏幕时间（每天 ≤ 2 小时），每日进行 60 分钟中高强度活动（如快走、游泳），并结合抗阻训练（如仰卧起坐、攀爬）。通过正向激励帮助孩子培养健康习惯，减少因体重问题产生的焦虑。建议每 3 个月测量身高、体重及体脂率，关注 BMI 变化趋势，避免通过过度节食控制体重，以防影响生长发育。

6~10岁学龄儿童平衡膳食宝塔

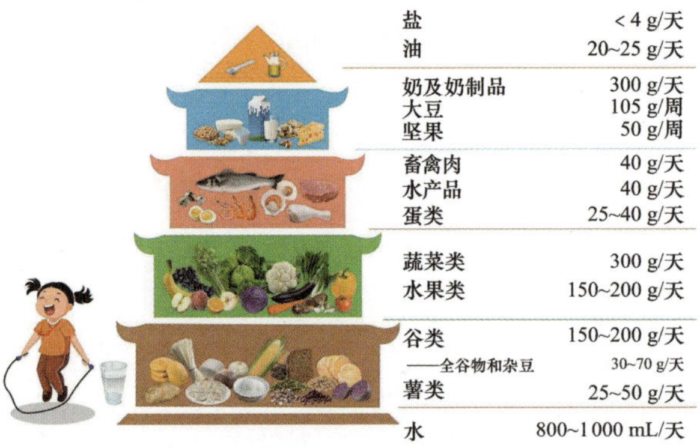

（配图来源于中国营养学会）

1. 周一食谱

早餐：全麦馒头 + 牛奶燕麦粥 + 凉拌菠菜 + 水煮蛋

原料：全麦馒头 50 g、脱脂牛奶 200 mL、燕麦 30 g、菠菜 100 g、鸡蛋 1 个

调味料：橄榄油 5 mL、生抽 3 mL、醋 3 mL、盐 1 g

烹饪方法：

（1）全麦馒头：全麦馒头表面刷薄橄榄油，空气炸锅 150 ℃烤 3 分钟。

（2）牛奶燕麦粥：燕麦加适量水大火煮开转小火 10~15 分钟至浓稠状，加入脱脂牛奶继续煮 2~3 分钟（不断搅拌、防止糊锅）后盛出。

（3）凉拌菠菜：菠菜洗净切成段，水开后放入菠菜段焯水 1~2 分钟至变软，捞出过凉水，挤干水分，倒入由盐、生抽、醋、橄榄油搅拌而成的调味汁，搅拌均匀即可。

（4）水煮蛋：鸡蛋冷水下锅，水沸后煮 8 分钟。

午餐：清蒸鲈鱼 + 杂粮饭 + 西蓝花炒胡萝卜 + 紫菜豆腐汤

原料：鲈鱼 50 g、糙米 25 g、大米 25 g、西蓝花 50 g、胡萝卜 50 g、干紫菜 5 g、豆腐 50 g

调味料：蒸鱼豉油 3 mL、橄榄油 5 mL、蒜末 5 g、盐 2 g、料酒 2 mL、葱（少许）、姜（少许）、白胡椒粉（少许）

烹饪方法：

（1）清蒸鲈鱼：将鲈鱼洗净，在鱼身两侧改 2~4 刀，吸干水分后抹上料酒，姜片放入鱼腹，腌制 10 分钟后放入水开的锅中，大火蒸 8 分钟后取出，倒掉盘中汤汁、取出姜片，淋上热橄榄油，再沿盘边倒入蒸鱼豉油，撒上葱丝和姜丝即可。

（2）杂粮饭：糙米提前用清水浸泡 2 小时后沥干，与大米 1∶1 混合后放入电饭煲，选择“杂粮饭”模式或普通煮饭模式，煮好后焖 5 分钟再开盖。

（3）西蓝花炒胡萝卜：西蓝花切成小朵，胡萝卜去皮切成薄片。锅中烧开水，加少许盐和橄榄油，放入西蓝花和胡萝卜片焯水 1 分钟，捞出过凉水沥干，热锅冷橄榄油，放入蒜末炒香，加入西蓝花和胡萝卜片翻炒 1 分钟，加盐调味，翻炒均匀后出锅。

（4）紫菜豆腐汤：干紫菜泡发，豆腐切成块。清水煮沸后加紫菜、豆腐块煮 3 分钟，加盐、白胡椒粉调味，再撒少许葱花。

晚餐：虾仁炒芦笋 + 玉米糁粥 + 苹果

原料：虾仁 50 g、芦笋 100 g、玉米糁 50 g、苹果 1 个

调味料：橄榄油 5 mL、柠檬汁 5 mL、蒜末 3 g、盐 1 g

烹饪方法：

（1）虾仁炒芦笋：虾仁挑去虾线，用清水洗净，加柠檬汁和少许盐腌制 5 分钟去腥。芦笋去根切成 5 cm 长段，开水焯 1 分钟，捞出过凉水沥干（保持翠绿和脆嫩），热锅冷橄榄油，放入蒜末炒香，加入腌制好的虾仁翻炒至变色（约 1 分钟），再放入芦笋段快速翻炒均匀，加盐调味后即可出锅。

（2）玉米糁粥：玉米糁提前用清水浸泡 30 分钟，锅中加 500 mL 水烧开，放入浸泡好的玉米糁，搅拌均匀防止粘锅，转小火煮 20~25 分钟，煮制过程中不时搅拌，煮至粥体浓稠即可。

加餐：碧根果仁 10 g + 酸奶 100 g

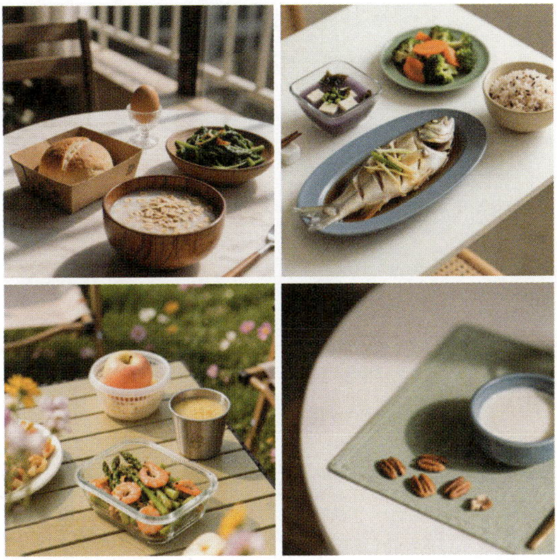

2. 周二食谱

早餐： 蛋炒饭 + 清炒鸡毛菜 + 樱桃番茄 + 脱脂牛奶

原料：隔夜米饭 50 g（生重）、鸡蛋 1 个、鸡毛菜 100 g、樱桃番茄 5 颗（约 80 g）、脱脂牛奶 200 mL

调味料：橄榄油 5 mL、盐 1 g、葱花（少许）、蒜末（少许）

烹饪方法：

（1）蛋炒饭：隔夜米饭用勺子压散，鸡蛋打散加盐调味。热锅冷橄榄油，倒入鸡蛋液炒至凝固，用锅铲捣碎后盛出。锅中再加少许橄榄油，放入米饭中火翻炒至粒粒分明，加入鸡蛋碎和葱花，翻炒均匀。

（2）清炒鸡毛菜：鸡毛菜洗净切成段，热锅冷橄榄油下蒜末爆香，加入鸡毛菜大火快炒 1 分钟，加盐调味即可。

午餐：滑溜虾仁 + 清炒苋菜 + 糙米饭

原料：虾仁 50 g、苋菜 100 g、糙米 25 g、大米 25 g

调味料：橄榄油 5 mL、盐 2 g、淀粉 3 g、蒜片 2 g、葱花（少许）、白胡椒粉 1 g

烹饪方法：

（1）滑溜虾仁：虾仁开背去虾线，用淀粉、盐、白胡椒粉腌制 10 分钟。热锅冷橄榄油，下虾仁快速滑炒至变色，出锅前淋少许水淀粉勾芡，加少许葱花点缀。

（2）清炒苋菜：苋菜洗净切成段。热锅冷橄榄油爆香蒜片，加入苋菜大火翻炒至软，加盐调味。

（3）糙米饭：糙米提前用清水浸泡 2 小时后沥干，与大米 1∶1 混合后放入电饭煲，选择“杂粮饭”模式或普通煮饭模式，煮好后焖 5 分钟再开盖。

晚餐：茄汁花菜 + 鲫鱼豆腐汤 + 蒸南瓜

原料：南瓜 80 g、花菜 100 g、番茄 50 g、鲫鱼 100 g、豆腐 50 g

调味料：橄榄油 5 mL、盐 2 g、番茄酱 5 g、白胡椒粉 1 g、姜片 2 片

烹饪方法：

（1）茄汁花菜：花菜切成小朵焯水 2 分钟，番茄去皮切成丁。

热锅冷橄榄油，倒入番茄丁炒至出沙，加番茄酱、盐调味，倒入花菜翻炒均匀。

（2）鲫鱼豆腐汤：鲫鱼洗净擦干，煎至两面金黄，加姜片和开水煮沸。转小火煮 15 分钟，加入豆腐块再煮 5 分钟，加盐、白胡椒粉调味。

（3）蒸南瓜：南瓜切成厚块，平铺于蒸盘，水沸后上锅蒸 10 分钟至用叉子可轻松穿透，保留天然清甜。

加餐：蓝莓 50 g + 杏仁 5 颗

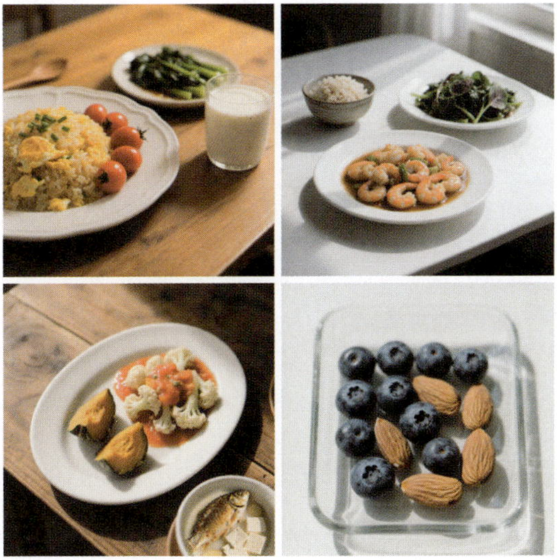

3. 周三食谱

早餐：蔬菜鸡蛋饼 + 无糖豆浆 + 奇异果

原料：全麦面粉 50 g、鸡蛋 1 个、彩椒 50 g、黄豆 25 g、奇异果半个

调味料：橄榄油 3 mL、盐 1 g

烹饪方法：

（1）蔬菜鸡蛋饼：全麦面粉加水调成面糊（约 80 mL），打入鸡蛋搅匀至酸奶质地，加彩椒碎、盐调味。平底锅刷薄橄榄油，倒入面糊摊成饼状，中小火煎至边缘翘起、表面凝固，翻面再煎 1 分钟至两面金黄。

（2）无糖豆浆：黄豆提前浸泡 6 小时，洗净后加水，用豆浆机制作无糖豆浆。

午餐：三文鱼炒饭 + 罗宋汤

原料：三文鱼丁 50 g、糙米 30 g、大米 30 g、豌豆 50 g、番茄 100 g、卷心菜 50 g、土豆 50 g

调味料：橄榄油 5 mL、柠檬汁 5 mL、番茄酱 5 g、盐 2 g、蒜末 1 g、黑胡椒碎 1 g

烹饪方法：

（1）三文鱼炒饭：糙米与大米混合煮熟。三文鱼丁用柠檬汁、盐、黑胡椒碎腌制 5 分钟，热锅冷橄榄油煎至表面金黄。爆香蒜末，加入豌豆、米饭翻炒，最后加入三文鱼丁混合均匀。

（2）罗宋汤：番茄去皮切成丁，卷心菜切碎，土豆切成块。番茄丁炒出沙，加土豆块、卷心菜翻炒，加水煮 15 分钟，最后加番茄酱和盐调味。

晚餐： 杂粮馒头 + 白灼秋葵 + 香煎鸡胸肉

原料：荞麦面粉 20 g、面粉 40 g、秋葵 100 g、鸡胸肉 50 g

调味料：柠檬汁 5 mL、橄榄油 5 mL、香油 2 mL、生抽 5 mL、盐 1 g、酵母 1 g、蒜末 1 g

烹饪方法：

（1）杂粮馒头：荞麦面粉与面粉混合，加酵母、温水揉成表面光滑的面团，置温暖处发酵 1 小时至 2 倍大，排气、造型，上锅蒸 20 分钟。

（2）白灼秋葵：秋葵焯水 1 分钟，过凉水，淋生抽、蒜末、香油拌匀。

（3）香煎鸡胸肉：鸡胸肉用盐、柠檬汁腌制 10 分钟，平底锅预热后刷橄榄油煎至两面金黄，盖上锅盖焖 1 分钟，确保内部熟透。

加餐： 橙子半个（约 100 g）+ 无糖酸奶 150 mL

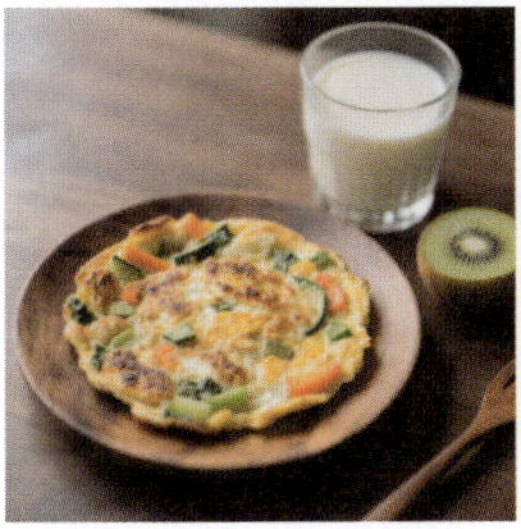

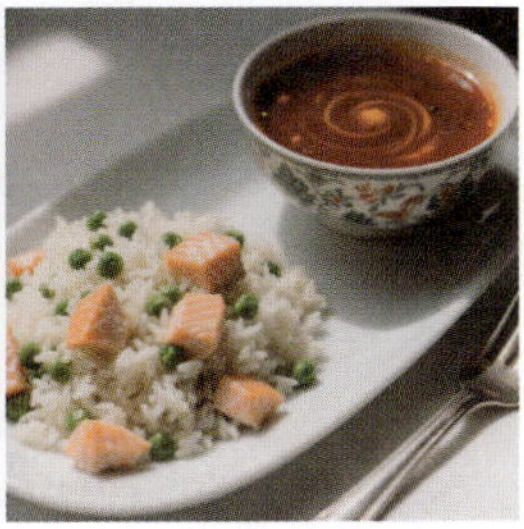

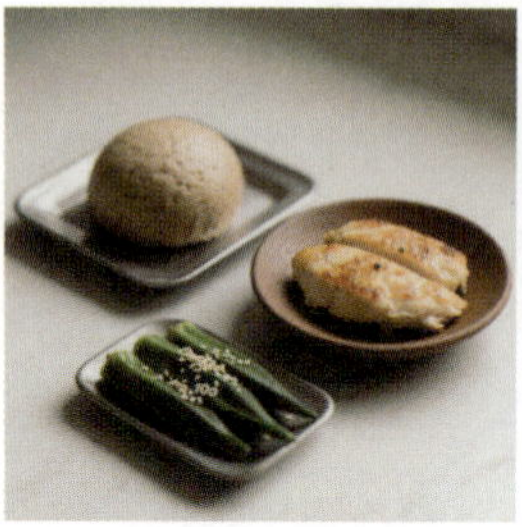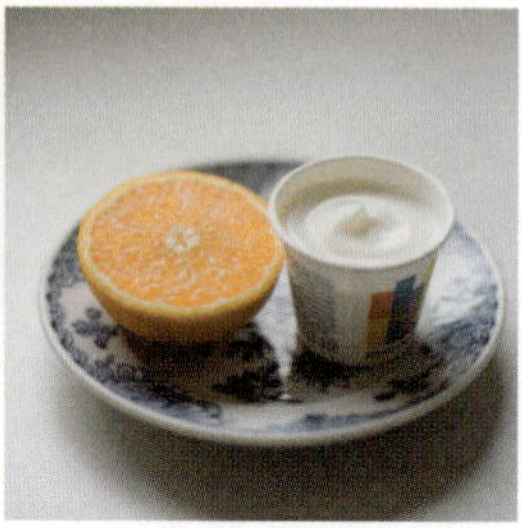

4. 周四食谱

早餐：香菇肉包 + 无糖花生豆浆 + 凉拌莴笋丝

原料：全麦面粉 50 g、干香菇 20 g、猪瘦肉 20 g、花生 10 g、黄豆 20 g、莴笋 100 g

调味料：生抽 5 mL、蒜末 5 g、香油 3 mL、白醋 5 mL、盐 1.5 g、酵母 3 g、葱姜末（适量）

烹饪方法：

（1）香菇肉包

① 和面：全麦面粉加酵母 3 g、温水 25 mL 揉成表面光滑的面团，盖上湿布发酵（约 1 小时）至 2 倍大。

② 调馅：干香菇泡发后切碎，与猪瘦肉末混合，加葱姜末、盐 1 g、生抽 5 mL、香油 2 mL 拌匀。

③ 包制：面团排气后分剂子（约 30 g / 个），擀成中间厚边缘薄的圆皮，包入馅料收口捏紧。

④ 蒸制：包子生坯冷水上锅，二次发酵 15 分钟，大火蒸 15 分钟，

关火焖 3 分钟。

（2）无糖花生豆浆：花生和黄豆提前浸泡 6 小时，洗净后加水，用豆浆机制作无糖花生豆浆。

（3）凉拌莴笋丝：莴笋去皮切成细丝，加盐 0.5 g 抓匀腌制 10 分钟，挤干水分。加蒜末、白醋、香油拌匀即可。

午餐：青椒酿豆腐 + 红豆米饭 + 清蒸鳕鱼

原料：豆腐 50 g、青椒 100 g、红豆 20 g、大米 40 g、鳕鱼 50 g

调味料：生抽 3 mL、蚝油 3 g、蒸鱼豉油 2 mL、盐 1.5 g、白胡椒粉 2 g、柠檬汁 4 mL

烹饪方法：

（1）青椒酿豆腐：豆腐切成厚块，用勺子挖出中心部分成盒状，保留豆腐盒。青椒去籽切成小段，填入豆腐盒中，用牙签固定。锅中水烧开，加少许盐，青椒酿豆腐蒸 8 分钟，淋生抽、蚝油和白胡椒粉。

（2）红豆米饭：红豆提前浸泡 2 小时，与大米混合，加水量为大米的 1.2 倍（约 200 mL）。电饭煲选择“杂粮饭”模式，煮好后焖 5 分钟再开盖。

（3）清蒸鳕鱼：鳕鱼洗净，用厨房纸吸干水分，表面划刀，用柠檬汁、白胡椒粉、盐 0.5 g 腌制 10 分钟去腥。水沸后上锅蒸 8~10 分钟，倒掉汤汁，淋蒸鱼豉油。

晚餐：蒸紫薯＋茄汁鸡胸肉鹰嘴豆＋蒜蓉空心菜

原料：紫薯 80 g、鸡胸肉 40 g、鹰嘴豆 20 g、番茄 50 g、空心菜 100 g

调味料：食用油 5 mL、番茄酱 5 g、蒜末 5 g、盐 1 g、黑胡椒粉 1 g

烹饪方法：

（1）蒸紫薯：将紫薯洗净后上锅蒸 15 分钟，至筷子可轻松插透。

（2）茄汁鸡胸肉鹰嘴豆：鹰嘴豆提前浸泡过夜，煮熟后沥干（或用电饭煲煮 40 分钟）。鸡胸肉切成厚片，加盐、黑胡椒粉腌制 10 分钟，平底锅煎至两面金黄盛出。番茄去皮切成块，热锅冷食用油爆香蒜末，加番茄块炒出沙，调入番茄酱、盐，加水煮至浓稠，放入鸡胸肉片和鹰嘴豆翻炒均匀。

（3）蒜蓉空心菜：空心菜洗净切成段。水烧开，空心菜焯水 30 秒，捞出过凉水。热锅冷食用油爆香蒜末，下空心菜大火翻炒 30 秒，加盐调味。

加餐：草莓 5 颗＋原味腰果 10 g＋脱脂牛奶 250 mL

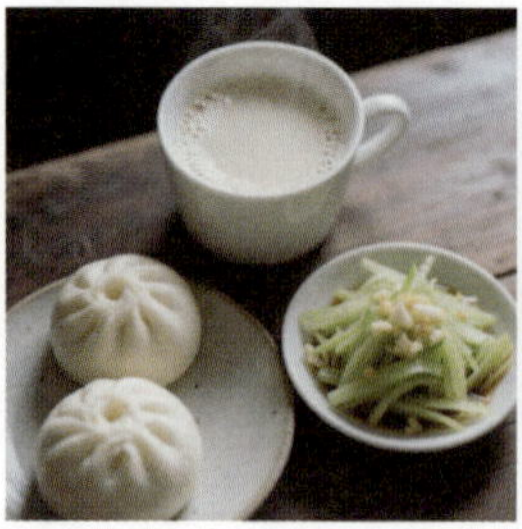
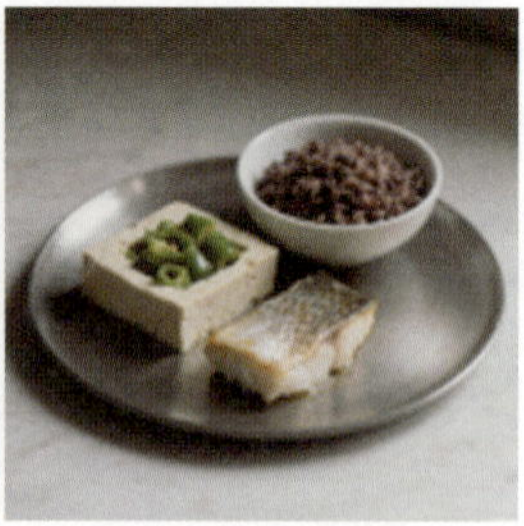

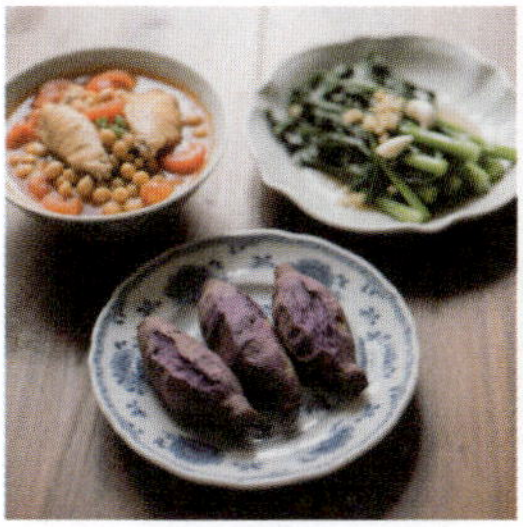 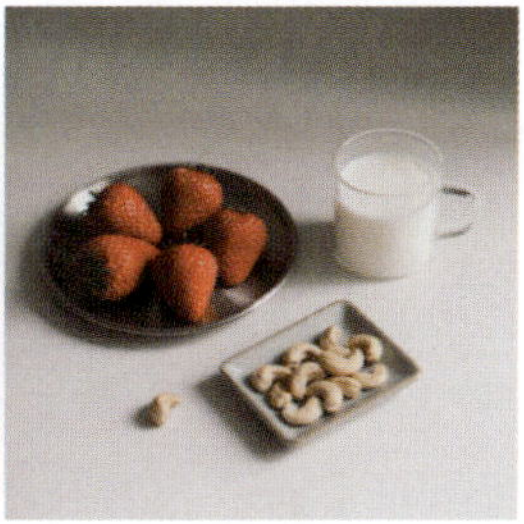

5. 周五食谱

早餐：煮玉米 + 海鲜粥 + 水煮蛋 + 凉拌木耳

原料：玉米 300 g、木耳 50 g、大米 30 g、对虾 20 g、扇贝 5 g、鸡蛋 1 个

调味料：橄榄油 3 mL、香油 2 mL、盐 1 g、葱花（少许）、姜丝（少许）

烹饪方法：

（1）煮玉米：玉米剥去外皮保留内叶，冷水下锅加盐，大火煮沸后转中火煮 15 分钟，关火焖 5 分钟。

（2）海鲜粥：扇贝洗净后去半壳备用，对虾开背去虾线，大米煮（约 10 分钟）至开花，加扇贝、姜丝煮 5 分钟，放入对虾煮 2 分钟，加盐调味后淋香油，撒葱花点缀。

（3）水煮蛋：鸡蛋冷水下锅，水沸后煮 8 分钟。

（4）凉拌木耳：木耳泡发后焯水 3 分钟，过冷水保持脆嫩，加橄榄油、盐拌匀，撒葱花提香。

午餐：杂粮饭＋番茄龙利鱼＋蒜泥菠菜

原料：糙米 30 g、大米 30 g、龙利鱼 40 g、番茄 100 g、菠菜 100 g

调味料：柠檬汁 5 mL、色拉油 5 mL、淀粉 5 g、葱花（少许）、蒜末 5 g、香醋 3 mL、香油 2 mL、盐 1 g

烹饪方法：

（1）杂粮饭：糙米提前用清水浸泡 2 小时后沥干，与大米 1∶1 混合后放入电饭煲，选择“杂粮饭”模式或普通煮饭模式，煮好后焖 5 分钟再开盖。

（2）番茄龙利鱼：龙利鱼切成块，加盐、柠檬汁、淀粉腌制 10 分钟。番茄去皮切成丁，热锅冷色拉油炒出沙，加水煮沸；放入龙利鱼块煮 3 分钟，用水淀粉勾芡收汁，撒葱花点缀。

（3）蒜泥菠菜：菠菜洗净去根，焯水 30 秒（加盐和色拉油），挤干切成段，热色拉油爆香蒜末，加香醋、香油调汁，淋于菠菜上拌匀。

晚餐：蒸紫薯＋芦笋炒蘑菇＋脱脂牛奶

原料：紫薯 80 g、芦笋 100 g、蘑菇 50 g、脱脂牛奶 200 mL

调味料：蒜片 5 g、橄榄油 5 mL、盐 0.5 g、黑胡椒碎（少许）

烹饪方法：

（1）蒸紫薯：将紫薯洗净后上锅蒸 15 分钟，至筷子可轻松插透。

（2）芦笋炒蘑菇：芦笋切去老根，切成段，焯水 30 秒，蘑菇切成片焯水 1 分钟；热橄榄油爆香蒜片，先炒蘑菇出汁，再加芦笋段翻炒；加盐调味，加黑胡椒碎提鲜。

加餐： 橙子 3 瓣（约 150 g）+ 无糖酸奶 100 g

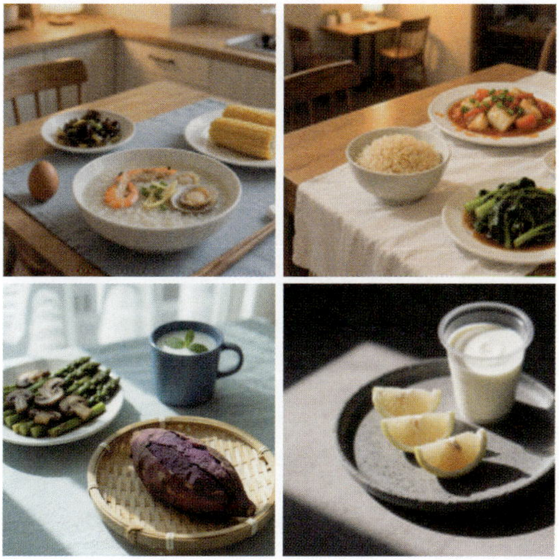

6. 周六食谱

早餐： 荠菜馄饨 + 荷包蛋 + 蒸南瓜

原料：面皮 7 个、荠菜 50 g、猪肉馅 30 g、鸡蛋 1 个、南瓜 50 g

调味料：生抽 2 mL、香油 1 mL、盐 0.5 g

烹饪方法：

（1）荠菜馄饨：荠菜焯水挤干切碎，与猪肉馅混合，加生抽、香油、盐顺时针搅拌上劲。取面皮包入馅料，对折捏紧边缘，两端向中间挤压成元宝状。水沸后下馄饨，轻搅防粘，煮至浮起后加半碗冷水，重复两次至熟透，捞出沥干。

（2）荷包蛋：鸡蛋打入碗中，用 80 ℃热水浸泡 1 分钟，锅中水烧至密集气泡（未沸腾），关火后将碗贴水面倒入鸡蛋，盖锅盖焖 3 分钟。

（3）蒸南瓜：南瓜切成厚块，摆盘，水开后上锅蒸 10 分钟，用筷子能穿透即可。

午餐：藜麦饭 + 莼菜银鱼羹 + 清炒西蓝花

原料：藜麦 20 g、大米 40 g、莼菜 50 g、银鱼 50 g、嫩豆腐 50 g、西蓝花 100 g

调味料：橄榄油 5 mL、淀粉 5 g、蒜末 3 g、香油 2 mL、盐 1 g

烹饪方法：

（1）藜麦饭：藜麦淘洗后浸泡 30 分钟，与大米混合。电饭煲加清水（约 120 mL），选择“杂粮饭”模式煮熟，焖 5 分钟后再开盖。

（2）莼菜银鱼羹：莼菜泡发后切成段，银鱼洗净沥干，嫩豆腐切成小块，焯水 1 分钟；清水 500 mL 煮沸，加莼菜煮 2 分钟，放入嫩豆腐块、银鱼煮 1 分钟；淀粉加水调匀，淋入汤中勾芡，加盐调味后淋香油。

（3）清炒西蓝花：西蓝花切成小朵，沸水焯 1 分钟，过冷水沥干；热锅冷橄榄油爆香蒜末，下西蓝花大火快炒 30 秒，加盐调味。

晚餐： 蒸土豆 + 油焖笋 + 香煎鳕鱼排 + 无糖酸奶

原料：土豆 80 g、冬笋 100 g、鳕鱼排 50 g、无糖酸奶 100 mL

调味料：橄榄油 5 mL、盐 1 g、柠檬汁 5 mL、淀粉 5 g、生抽 3 mL、香油 2 mL、老抽 1 mL、黑胡椒粉 0.5 g

烹饪方法：

（1）蒸土豆：土豆洗净后冷水上锅蒸 15 分钟，用叉子能轻松刺穿即熟。

（2）油焖笋：冬笋切成滚刀块，焯水 5 分钟去涩味，沥干；热锅冷橄榄油，笋块煎至表面微焦，加生抽、老抽翻炒上色，加清水 20 mL 焖 2 分钟，淋香油收汁。

（3）香煎鳕鱼排：鳕鱼排用厨房纸吸干水分，加盐、柠檬汁、黑胡椒粉腌制 10 分钟；鳕鱼排裹淀粉，热锅冷橄榄油中火煎至两面金黄（每面约 3 分钟），出锅前再淋少许橄榄油增香。

加餐： 草莓 5 颗 + 脱脂牛奶 200 mL

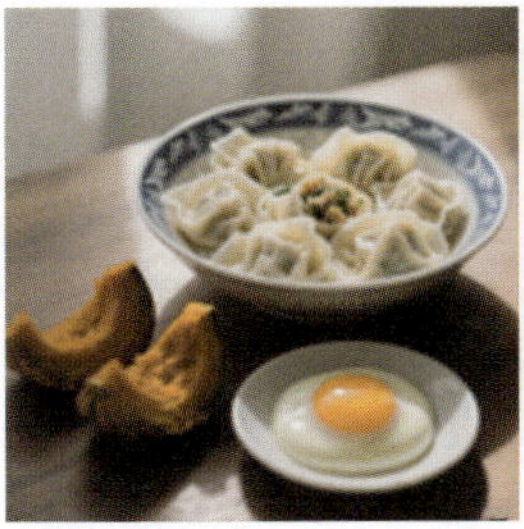

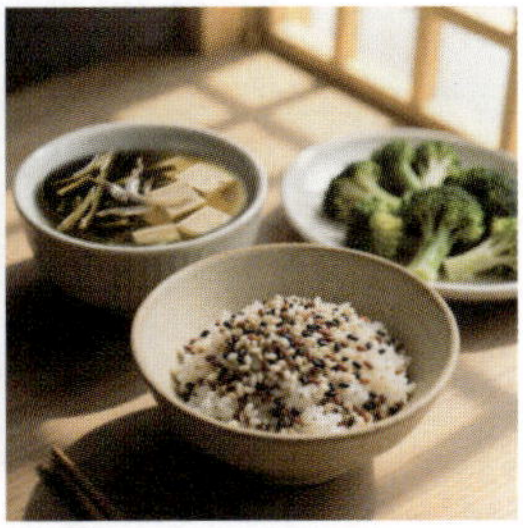

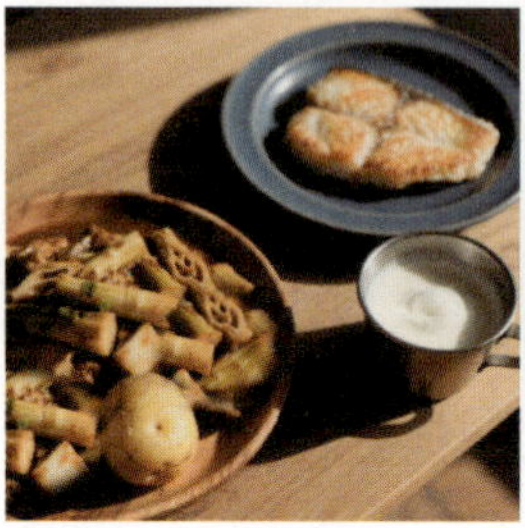
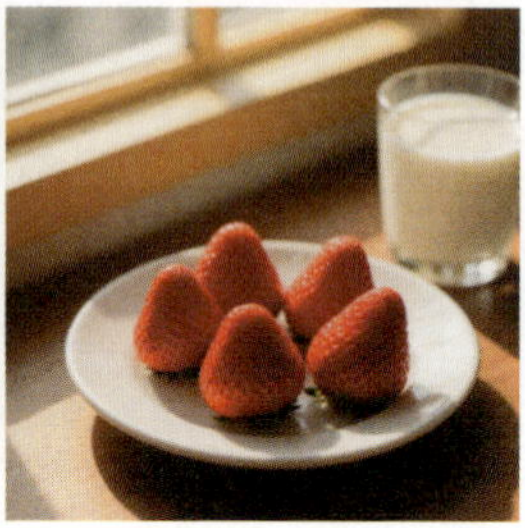

7. 周日食谱

早餐：全麦三明治 + 脱脂牛奶

原料：全麦面包 2 片、鸡蛋 2 个、生菜 20 g、脱脂牛奶 200 mL

调料：橄榄油 3 mL、油醋汁 2 mL

烹调方法：

（1）平底锅预热刷橄榄油，中小火打入鸡蛋，单面煎至蛋白凝固（约 2 分钟），翻面再煎 1.5 分钟。

（2）生菜洗净。全麦面包片夹煎蛋和生菜，可淋点油醋汁，轻压后切开。

（3）搭配脱脂牛奶食用。

午餐：玉米面馒头 + 照烧鸡胸肉 + 上汤娃娃菜

原料：玉米面粉 20 g、面粉 40 g、鸡胸肉 50 g、娃娃菜 100 g、火腿片（少许）

调味料：橄榄油 7 mL、生抽 3 mL、葱姜末（适量）、蒜末 2 g、盐 2 g、白胡椒粉 1 g、酵母 1 g

烹饪方法：

（1）玉米面馒头：玉米面粉与面粉混合，加酵母，温水揉成表面光滑的面团，温暖处发酵 1 小时至 2 倍大，排气、造型，上锅蒸 20 分钟。

（2）照烧鸡胸肉：鸡胸肉用刀背拍松，加生抽、蒜末腌制 15 分钟。平底锅热橄榄油，中火煎鸡胸肉至两面金黄（每面约 3 分钟），淋剩余酱汁焖 1 分钟。

（3）上汤娃娃菜：娃娃菜撕片焯水 30 秒，沥干。热橄榄油爆香葱姜末，火腿片炒香，倒入 500 mL 清水煮沸。放入娃娃菜煮 2 分钟，加盐、白胡椒粉调味。

晚餐：海鲜炒乌冬面 + 凉拌莴笋丝 + 味噌汤

原料：乌冬面 50 g、虾仁 30 g、鱿鱼圈 20 g、青椒 1/4 个（切丝）、洋葱 1/8 个（切丝）、莴笋 100 g、海带 50 g（泡发）、嫩豆腐 50 g（切块）

调味料：橄榄油 5 mL、味噌酱 5 g、淀粉 3 g、盐 0.5 g、香油 3 mL、生抽 3 mL、白醋 1 mL、蚝油 1 g、蒜末 2 g、葱花（适量）

烹饪方法：

（1）海鲜炒乌冬面：虾仁开背去虾线，鱿鱼圈焯水 10 秒，乌冬面煮熟沥干备用。热橄榄油炒香洋葱丝、青椒丝，加虾仁、鱿鱼圈翻炒至变色。加入乌冬面，淋生抽、蚝油和水淀粉勾芡，翻炒均匀，撒葱花点缀。

（2）凉拌莴笋丝：莴笋去皮切成细丝，加盐 0.5 g 抓匀腌制 10 分钟，挤干水分。加蒜末、白醋、香油拌匀。

（3）味噌汤：海带煮汤底 10 分钟，加入嫩豆腐块煮 3 分钟，关火后调入味噌酱溶解，撒葱花点缀。

加餐：奇异果 1 个 + 无糖酸奶 150 g

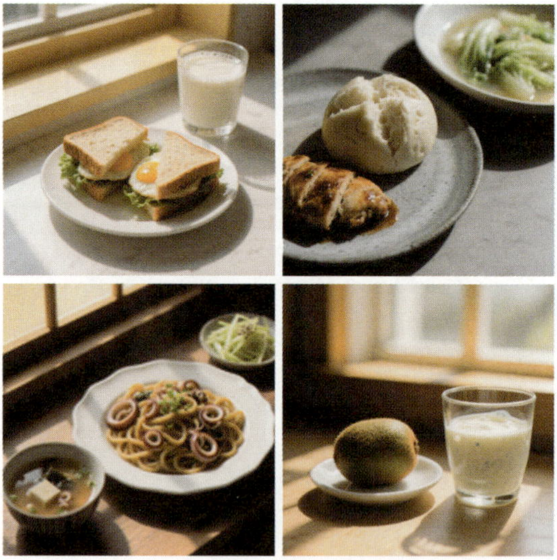

四、11~13 岁学龄儿童健康减重餐（附周一至周日食谱）

11~13 岁学龄儿童处于青春期前期，身体快速发育与学业压力并存，对能量和营养素的需求达到高峰。此阶段儿童独立性显著增强，社交活动增多，饮食选择易受同伴影响，需通过科学引导培养健康饮食行为，为青春期及成年后的营养健康奠定基础。该年龄段每日能量需求为 1 800 ~2 000 kcal，需构建以谷薯类为主食，搭配蔬菜、水果、动物性食物、奶类及大豆坚果的多样化膳食结构。家长应鼓励孩子参与食材选购、简单烹饪（如烤蔬菜、拌沙拉），培养对食物的认知与兴趣。同时注意营造健康饮食环境，例如减少家庭烹饪中腌制食品、油炸食品等高盐、高油菜品，用香料、柠檬汁替代盐调味等。

若儿童 BMI 超过同龄人群标准，需采取渐进式调整策略，包括膳食优化、运动强化、行为与心理支持等。建议每 3 个月监测身高、体重及体脂率，关注骨骼生长与肌肉发育。

11~13岁学龄儿童平衡膳食宝塔

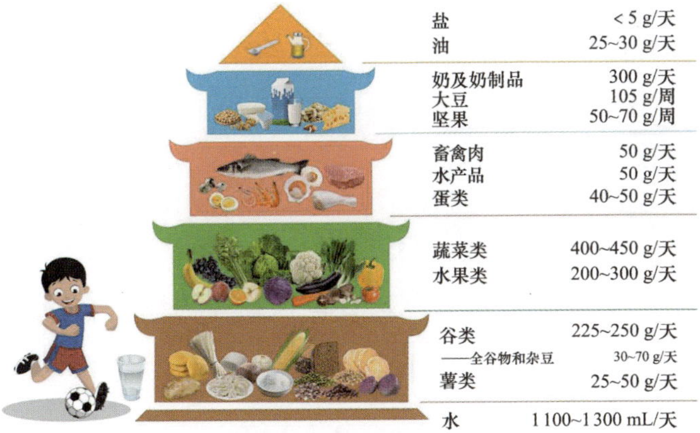

（配图来源于中国营养学会）

1. 周一食谱

早餐：全麦馒头 + 水煮蛋 + 小米南瓜粥 + 凉拌菠菜 + 脱脂牛奶

原料：全麦面粉 50 g、鸡蛋 1 个、小米 30 g、南瓜 50 g、菠菜 100 g、脱脂牛奶 200 mL

调味料：橄榄油 2 g、香油 2 mL、酵母 1 g、盐 1 g、蒜末 1 g、香醋 1 mL

烹饪方法：

（1）全麦馒头：全麦面粉加酵母，温水揉成表面光滑的面团，温暖处发酵 1 小时至 2 倍大，排气、造型，上锅蒸 20 分钟。

（2）水煮蛋：鸡蛋冷水下锅，水沸后煮 8 分钟。

（3）小米南瓜粥：锅中加清水，放入南瓜块大火煮沸，转中小火煮 10 分钟至南瓜半软，加入小米，保持中小火煮 20 分钟（煮制过程中不时搅拌防粘锅）。

（4）凉拌菠菜：菠菜洗净去根，焯水 30 秒（加盐和橄榄油），挤干切成段。加蒜末、香醋、香油调汁淋于菠菜上拌匀。

午餐：杂粮饭 + 清蒸鲈鱼 + 番茄炒蛋 + 蒜蓉西蓝花 + 紫菜豆腐汤

原料：糙米 30 g、大米 50 g、鲈鱼 60 g、番茄 100 g、鸡蛋 1 个、西蓝花 100 g、豆腐 50 g、干紫菜 5 g

调味料：橄榄油 10 mL、蒸鱼豉油 3 mL、盐 2 g、料酒 2 mL、淀

粉 3 g、葱花（适量）、姜片（适量）、蒜末 5 g、白胡椒粉（少许）

烹饪方法：

（1）杂粮饭：糙米提前用清水浸泡 2 小时后沥干，与大米混合后放入电饭煲，选择“杂粮饭”模式或普通煮饭模式，煮好后焖 5 分钟再开盖。

（2）清蒸鲈鱼：将鲈鱼洗净，在鱼身两侧改 2~4 刀，吸干水分后抹上料酒，姜片放入鱼腹，腌制 10 分钟后放入水开的锅中，大火蒸 8 分钟后取出，倒掉盘中汤汁、取出姜片，淋上热橄榄油，再沿盘边倒入蒸鱼豉油即可。

（3）番茄炒蛋：热锅冷橄榄油，倒入打好的鸡蛋液快速划散盛出备用。番茄去皮切成丁，锅内爆香葱花后放入番茄丁炒至出沙。放入鸡蛋，翻炒均匀。水淀粉勾薄芡，放适量盐调味。

（4）蒜蓉西蓝花：西蓝花切成小朵，沸水焯 1 分钟，过冷水沥干；热锅冷橄榄油爆香蒜末，下西蓝花大火快炒 30 秒，加盐调味。

（5）紫菜豆腐汤：干紫菜泡发，豆腐切成块。清水煮沸后加紫菜、豆腐块煮 3 分钟，加盐、白胡椒粉调味。

晚餐：玉米面发糕 + 青椒炒鸡胸肉 + 醋熘白菜 + 无糖酸奶

原料：玉米面粉 30 g、面粉 50 g、鸡胸肉 60 g、猪瘦肉 50 g、青椒 100 g、白菜 100 g、无糖酸奶 150 g

调味料：色拉油 10 mL、生抽 5 mL、蚝油 1 g、料酒 2 mL、陈醋 3 mL、淀粉 3 g、盐 2 g、花椒（适量）、蒜末 2 g、姜末 1 g、酵母 1.5 g、白胡椒粉（少许）、葱花（适量）、香菜（适量）

烹饪方法：

（1）玉米面发糕：将酵母用 5 mL 温水（35 ℃左右）溶解，静置 5 分钟至起泡。玉米面粉与面粉倒入大碗，加入酵母水搅拌至无干粉状态。若面糊过稠可补 5 mL 温水，最终状态应为缓慢流动的酸奶状。盖上保鲜膜，放置温暖处（28~32 ℃）发酵 1~1.5 小时，至面糊体积膨胀至 2 倍，表面出现细密气孔。发酵完成后无须排气，直接蒸制定型。蒸碗内壁刷色拉油防粘，倒入面糊后轻震出气泡。水沸后上锅，大火蒸 20 分钟，关火焖 3 分钟再开盖，防止塌陷。

（2）青椒炒鸡胸肉：用刀背轻拍鸡胸肉，剔除筋膜（避免口感发柴），逆纹理切成薄片或小丁（厚度约 0.3 cm），均匀更易入味。加生抽、盐、淀粉、少许白胡椒粉，抓匀至发黏。加蒜末、姜末提香，腌制 15~20 分钟（时间不足易脱浆）。青椒去蒂去籽，切成菱形片或小块。油温六成热下鸡胸肉，中火快速翻炒（约 2 分钟）至变色，盛出备用。锅中留底油，小火煸香蒜末、姜末，加青椒大火快炒至断生（约 1 分钟）。倒入鸡胸肉，加生抽、少许蚝油提鲜，翻炒均匀。沿锅边淋 5 mL 清水焖 10 秒，撒葱花、香菜即可。

（3）醋熘白菜：猪瘦肉切成块，用少许料酒、生抽抓匀腌制8分钟。白菜帮用刀斜切成薄片（厚度约0.3 cm），白菜叶撕成小块，分开备用。白菜帮用盐抓匀腌5分钟，挤干水分（减少出水，保持脆嫩）。碗中加入陈醋、生抽、盐、淀粉，加3勺清水调匀。热锅冷色拉油，小火爆香花椒后捞出，放入腌制好的猪瘦肉快速翻炒至变色，下白菜帮快速翻炒1分钟至变软，放入白菜叶继续翻炒30秒至断生。沿锅边淋入调好的料汁，快速翻炒裹匀。

加餐：苹果1个（中等大小）+巴旦木8颗

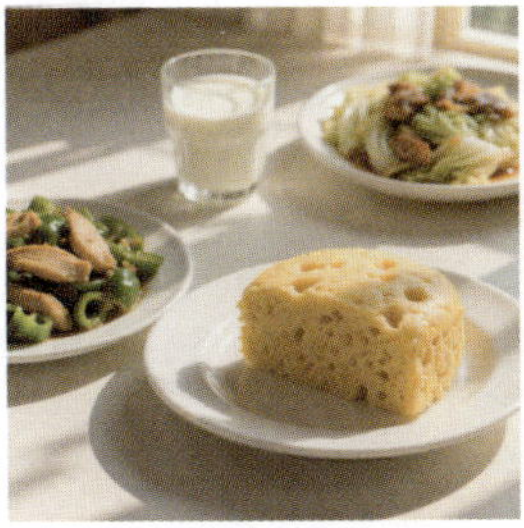
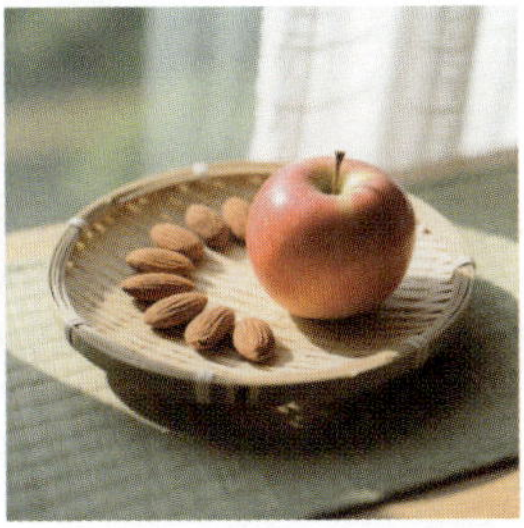

2. 周二食谱

早餐：蒸南瓜+燕麦牛奶粥+清炒胡萝卜丝

原料：南瓜50 g、燕麦40 g、脱脂牛奶200 mL、胡萝卜100 g

调味料：橄榄油3 mL、香油2 mL、盐0.5 g

烹饪方法：

（1）蒸南瓜：南瓜去皮切成块，水开后蒸15分钟至软糯。

（2）燕麦牛奶粥：燕麦加适量水大火煮开转小火10~15分钟至浓稠状，加入脱脂牛奶继续煮2~3分钟（不断搅拌，防止糊锅）后盛出。

（3）清炒胡萝卜丝：胡萝卜洗净去皮切成丝，热锅冷橄榄油翻炒至断生，加盐调味。淋少许香油增香。

午餐：荞麦面条＋香煎三文鱼＋凉拌莴笋丝＋冬瓜虾皮汤

原料：荞麦面条 80 g、黄瓜 30 g、豆芽 30 g、三文鱼 60 g、莴笋 100 g、冬瓜 50 g、虾皮 10 g

调味料：橄榄油 5 mL、柠檬汁 5 mL、生抽 2 mL、白醋 1 mL、香油 2 mL、盐 1.5 g、蒜末 1 g、香菜（少许）、黑胡椒碎 1 g、白胡椒粉（少许）

烹饪方法：

（1）荞麦面条：黄瓜洗净切成丝，豆芽焯水断生。荞麦面条煮熟过凉水，沥干后加黄瓜丝、豆芽拌匀。加少许盐、生抽、香油调味。

（2）香煎三文鱼：三文鱼切成厚片，用柠檬汁、盐、黑胡椒碎腌制 5 分钟，平底锅刷橄榄油，中火煎三文鱼片至两面金黄（每面约 3 分钟），确保内部熟透且保留嫩滑口感，撒香菜点缀。

（3）凉拌莴笋丝：莴笋去皮切成细丝，加 0.5 g 盐抓匀腌制 10 分钟，挤干水分。加蒜末、白醋、香油拌匀。

（4）冬瓜虾皮汤：冬瓜去皮切成块，加清水与虾皮同煮 5 分钟，加少许盐、白胡椒粉调味。

晚餐：烤红薯 + 香菇鸡肉粥 + 蚝油生菜

原料：红薯 50 g、大米 30 g、香菇 30 g、鸡腿肉 50 g、生菜 200 g

调味料：橄榄油 5 mL、蚝油 2 mL、盐 1.5 g、姜丝（少许）、蒜末（少许）、白胡椒粉（少许）

烹饪方法：

（1）烤红薯：红薯包锡纸，微波炉高火 8~10 分钟（中途翻面）。

（2）香菇鸡肉粥：香菇充分泡发洗净切成丁，鸡腿肉切成丁，加姜丝、盐腌制 10 分钟。大米煮至开花，加入香菇丁、鸡腿肉丁煮 10 分钟，加盐、白胡椒粉调味。

（3）蚝油生菜：生菜洗净焯水 30 秒，热橄榄油爆香蒜末，加蚝油、清水煮沸后淋在生菜上。

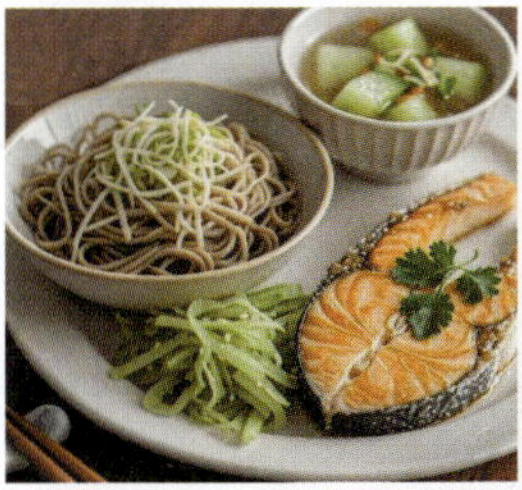

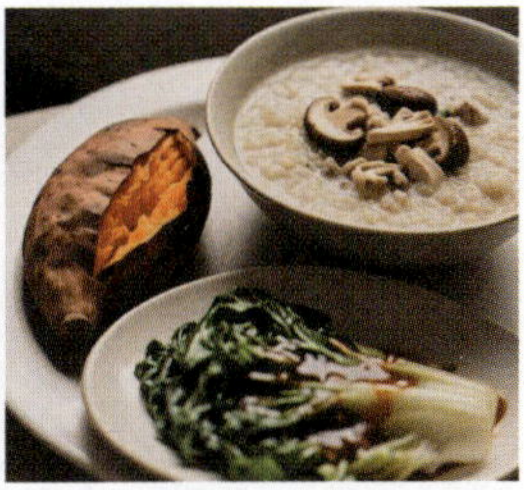

加餐：无糖酸奶 100 g + 蓝莓 50 g + 核桃仁 15 g

3. 周三食谱

早餐：全麦卷饼 + 无糖花生豆浆 + 凉拌西芹百合

原料：全麦面粉 50 g、鸡蛋 1 个、生菜 20 g、番茄 50 g、虾仁 20 g、

花生 10 g、黄豆 20 g、西芹 100 g、百合 20 g

调味料：橄榄油 3 mL、油醋汁 2 mL、香油 2 mL、盐 1 g、白芝麻（少许）

烹饪方法：

（1）全麦卷饼：全麦面粉加水调成酸奶质地的面糊。平底锅预热后刷薄橄榄油，用汤勺舀面糊成圆形，中小火煎至边缘凝固，翻面再煎 1 分钟，全程控制火候以防焦糊。平底锅刷薄橄榄油，中小火打入鸡蛋，单面煎至蛋白凝固（约 2 分钟），翻面再煎 1.5 分钟。虾仁开背去虾线，焯水至变色卷曲。卷饼平铺，放鸡蛋、生菜、番茄片、虾仁，淋少许油醋汁，卷紧即可。

（2）无糖花生豆浆：花生和黄豆提前浸泡 6 小时，洗净后加水，用豆浆机制作无糖花生豆浆。

（3）凉拌西芹百合：西芹切成段和百合焯水 30 秒，加盐、香油拌匀，撒少许白芝麻点缀。

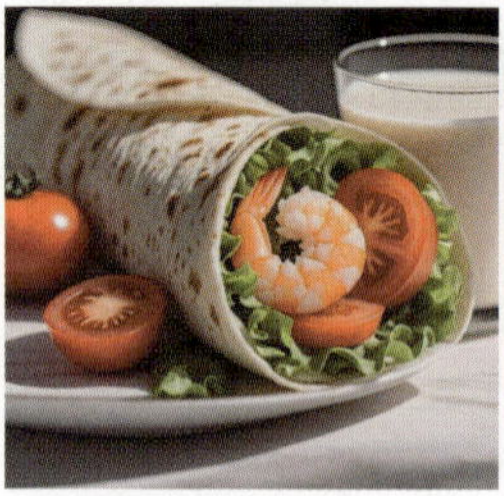 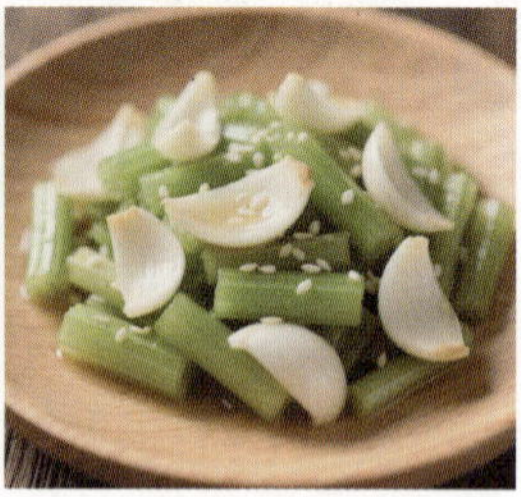

午餐：二米饭＋土豆炖牛肉＋清炒油麦菜＋无糖酸奶

原料：小米 30 g、大米 20 g、牛肉 80 g、土豆 100 g、油麦菜 200 g、无糖酸奶 150 g

调味料：橄榄油 10 mL、蚝油 1 mL、生抽 5 mL、蒜末 1 g、盐 1.5 g、洋葱丝（少许）、姜丝（少许）、花椒（适量）、八角（适量）

烹饪方法：

（1）二米饭：小米与大米混合淘洗，电饭煲煮熟。

（2）土豆炖牛肉：牛肉切成块焯水，土豆洗净切成滚刀块。热锅冷橄榄油，爆香洋葱丝、姜丝，加入牛肉块炖煮 30 分钟，加花椒、八角增香。加土豆块再炖 15 分钟，出锅前加生抽、盐调味。

（3）清炒油麦菜：油麦菜洗净切成段，热橄榄油爆香蒜末，下油麦菜大火快炒，加盐、蚝油调味。

晚餐：杂粮饭＋蒸南瓜＋芹菜炒豆干

原料：南瓜 50 g、糙米 30 g、大米 50 g、芹菜 150 g、豆干 50 g

调味料：色拉油 5 mL、盐 1 g、生抽 2 mL、蚝油 1 mL、蒜末 1 g、姜丝（少许）

烹饪方法：

（1）杂粮饭：糙米提前用清水浸泡 2 小时后沥干，与大米混合后放入电饭煲，选择“杂粮饭”模式或普通煮饭模式，煮好后焖

5 分钟再开盖。

（2）蒸南瓜：南瓜切成厚块，平铺在蒸锅中，水开后蒸 10 分钟，用筷子能穿透即可。

（3）芹菜炒豆干：芹菜去叶留茎，切成小段，加 1 勺盐抓匀腌制 3 分钟，挤干水分（减少出水，保持脆嫩）。豆干切成宽条，沸水焯 30 秒去豆腥，过凉水沥干。热锅冷色拉油，小火爆香蒜末、姜丝至微焦出香。先下豆干中火煸炒 1 分钟至表面微黄，释放豆香，转大火倒入芹菜段，快速翻炒至断生（约 1 分钟），沿锅边淋入生抽、蚝油，加盐调味。

加餐：脱脂牛奶 200 mL + 香蕉 1 根（中等大小）+ 腰果 10 g

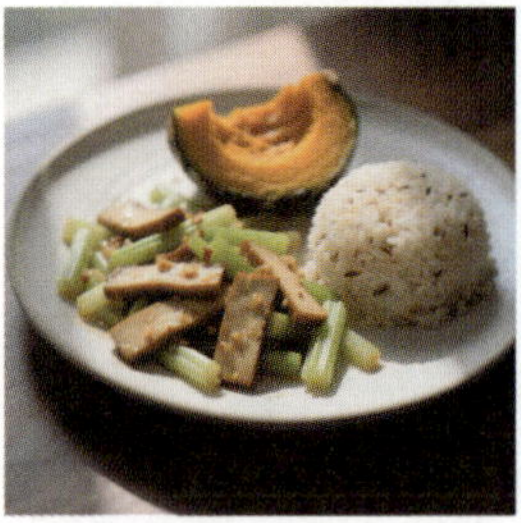
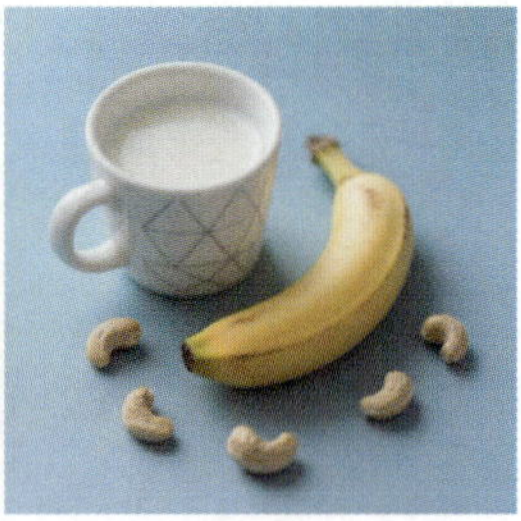

4. 周四食谱

早餐：玉米糁粥 + 水煮蛋 + 凉拌黄瓜木耳 + 核桃仁

原料：玉米糁 50 g、大米 30 g、鸡蛋 1 个、青椒 8 g、黄瓜 100 g、木耳 20 g、核桃 2 颗

调味料：香油 2 mL、香醋 2 mL、盐 0.5 g、蒜末（少许）

烹饪方法：

（1）玉米糁粥：玉米糁与大米混合，加 500 mL 清水煮沸后转小火煮 20 分钟，关火焖 5 分钟。

（2）水煮蛋：鸡蛋冷水下锅，水沸后煮 8 分钟。

（3）凉拌黄瓜木耳：木耳提前泡发后，焯水 5 分钟。黄瓜洗净拍碎切成段，加入少许蒜末、青椒丝、香油、香醋、盐凉拌。

午餐：杂粮饭 + 清蒸鳕鱼 + 蒜蓉空心菜 + 海带豆腐汤

原料：糙米 50 g、黑米 30 g、鳕鱼 60 g、空心菜 200 g、海带 30 g、豆腐 50 g

调味料：橄榄油 5 mL、蒸鱼豉油 5 mL、柠檬汁 5 mL、盐 1.5 g、蒜末 10 g、白胡椒粉 1 g、姜丝 (少许)

烹饪方法：

（1）杂粮饭：糙米与黑米混合，加清水浸泡 30 分钟，电饭煲选择“杂粮饭”模式，煮好后焖 5 分钟再开盖。

（2）清蒸鳕鱼：鳕鱼洗净，用厨房纸吸干水分，表面划刀，用柠檬汁、白胡椒粉、盐 0.5 g 腌制 10 分钟去腥；水沸后上锅蒸 8~10 分钟，倒掉汤汁，淋蒸鱼豉油。

（3）蒜蓉空心菜：空心菜洗净切成段。水烧开，空心菜焯水

30 秒，捞出过凉水。热锅冷橄榄油爆香蒜末，下空心菜大火翻炒 30 秒，加盐调味。

（4）海带豆腐汤：海带泡发后切成丝，豆腐切成块。开水锅加海带丝、姜丝煮 5 分钟，放入豆腐块再煮 3 分钟，加盐调味。

晚餐：全麦馒头 + 山药排骨汤 + 清炒菠菜 + 无糖酸奶

原料：全麦馒头 50 g、山药 100 g、排骨 80 g、菠菜 150 g、无糖酸奶 100 g

调味料：橄榄油 5 mL、葱段 10 g、香菜 1 根、姜片 3 g、盐 1.5 g、蒜末 1 g、白胡椒粉 1 g

烹饪方法：

（1）山药排骨汤：排骨冷水下锅，加姜片、葱段焯水，煮沸后撇去浮沫，捞出后用温水冲洗干净。排骨放入砂锅或汤锅，加足量热水（或开水），放入姜片、葱段，大火煮沸后转小火慢炖 40 分钟至 1 小时至肉质软烂。山药去皮切成滚刀块，放入锅中继续炖 15~20 分钟至变软。出锅前加盐、白胡椒粉调味，撒香菜点缀。

（2）清炒菠菜：菠菜洗净去根部，焯水备用。热锅冷橄榄油，爆香蒜末后加入菠菜快炒 30 秒，加盐调味。

加餐：橙子 1 个（中等大小）+ 脱脂牛奶 250 mL

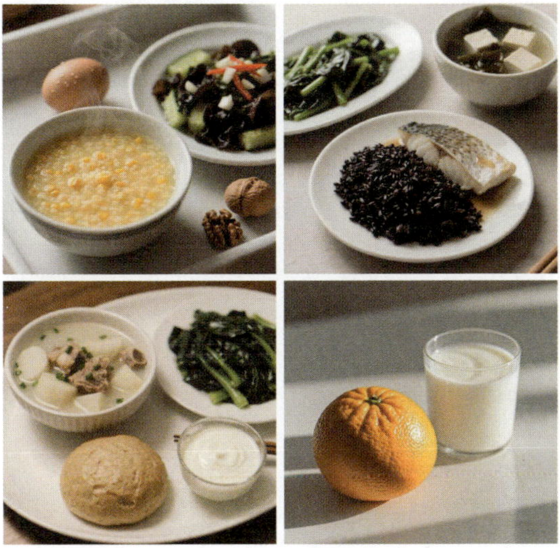

5. 周五食谱

早餐：紫薯燕麦粥 + 卤蛋 + 清炒芥蓝

原料：紫薯 50 g、非即食燕麦 40 g、鸡蛋 1 个、芥蓝 150 g

调味料：酱油 5 mL、橄榄油 3 mL、盐 1 g、蒜末 1 g、八角（适量）、桂皮（适量）

烹饪方法：

（1）紫薯燕麦粥：非即食燕麦提前用清水浸泡 30 分钟，紫薯去皮切成小块。将燕麦、紫薯、清水（约 300 mL）混合，大火煮沸后转小火煮 20 分钟，至紫薯软烂。

（2）卤蛋：鸡蛋冷水下锅煮 8 分钟，捞出过凉水剥壳，加八角、桂皮、酱油煮 10 分钟。

（3）清炒芥蓝：芥蓝洗净去老叶、老根，切成段。芥蓝焯水 30 秒，捞出过凉水，保持颜色翠绿。热锅冷橄榄油爆香蒜末，下芥蓝大火翻炒 30 秒，加盐调味。

午餐：荞麦饭 + 青椒炒鸡胸肉 + 番茄龙利鱼汤 + 凉拌莴笋丝

原料：荞麦米 50 g、大米 50 g、鸡胸肉 50 g、青椒 100 g、龙利鱼 50 g、番茄 100 g、莴笋 100 g

调味料：橄榄油 5 mL、柠檬汁 5 mL、盐 1.5 g、白醋 2 mL、生抽 2 mL、蚝油 1 mL、香油 1 mL、白胡椒粉 1 g、淀粉（1 小勺）、葱花（少许）、蒜末（少许）

烹饪方法：

（1）荞麦饭：荞麦米提前浸泡 1 小时，与大米混合，电饭煲选择“杂粮饭”模式，煮好后焖 5 分钟再开盖。

（2）青椒炒鸡胸肉：用刀背轻拍鸡胸肉，剔除筋膜，逆纹理切成薄片或小丁（厚度约 0.3 cm），均匀更易入味。加生抽、盐、白胡椒粉、1 小勺淀粉，抓匀至发黏。加蒜末提香，腌制 15~20 分钟。青椒去蒂去籽，切成菱形片或小块。橄榄油温六成热下鸡胸肉。中火快速翻炒至变色，盛出备用。锅中留底油，小火煸香蒜末，加青椒大火快炒至断生（约 1 分钟）。倒入鸡胸肉，加生抽、少许蚝油提鲜，翻炒均匀。沿锅边淋 5 mL 清水焖 10 秒，撒葱花即可。

（3）番茄龙利鱼汤：龙利鱼切成小块，加盐、柠檬汁腌制 5 分钟。

番茄去皮切成丁。锅中加少量水煮沸，放入番茄丁煮 5 分钟至出沙，加龙利鱼块煮 2 分钟，加盐、白胡椒粉调味。

（4）凉拌莴笋丝：莴笋去皮切成细丝，加 0.5 g 盐抓匀腌制 10 分钟，挤干水分。加白醋、香油拌匀，撒葱花点缀。

晚餐：蒸芋头 + 丝瓜蛤蜊汤 + 蒜蓉粉丝蒸扇贝 + 脱脂牛奶

原料：芋子（芋奶）100 g、丝瓜 100 g、蛤蜊 20 g、扇贝 40 g、粉丝 30 g、脱脂牛奶 200 mL

调味料：橄榄油 5 mL、生抽 1.5 mL、盐 1 g、蒜末 10 g、葱花（少许）

烹饪方法：

（1）蒸芋头：芋子洗净表皮泥土，水开后蒸 15 分钟。

（2）丝瓜蛤蜊汤：蛤蜊吐沙后洗净。丝瓜去皮切成滚刀块。锅中加水煮沸，放入蛤蜊煮至开口，加丝瓜块煮 3 分钟，加盐调味。

（3）蒜蓉粉丝蒸扇贝：扇贝去半壳取肉，粉丝泡软铺底，放扇贝肉，淋蒜蓉酱（蒜末 + 生抽 + 橄榄油）。水开后蒸 5 分钟，撒葱花。

加餐：葡萄 1 串（中等大小）+ 杏仁 10 g

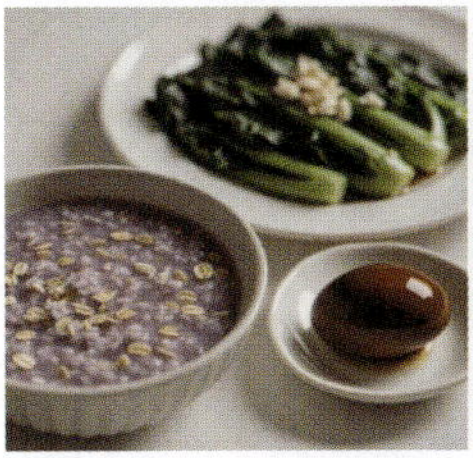
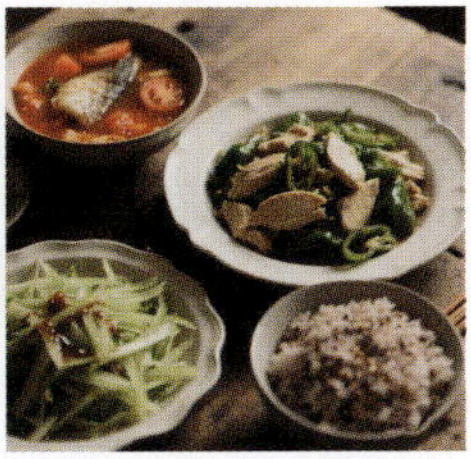

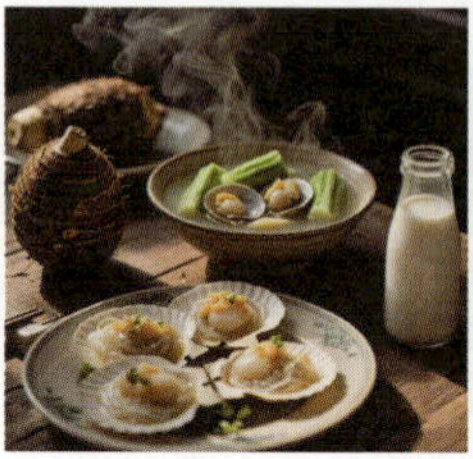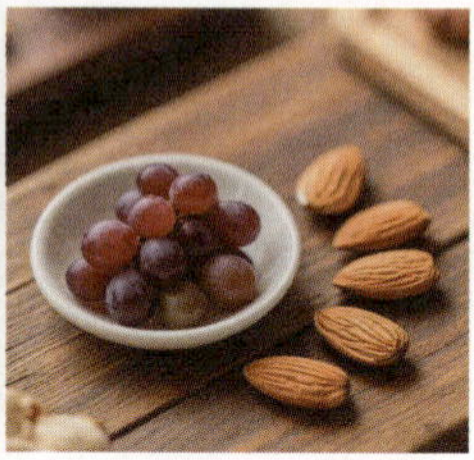

6. 周六食谱

早餐：全麦面包 + 鹰嘴豆泥 + 脱脂牛奶 + 水煮蛋

原料：全麦面包 50 g、鹰嘴豆 10 g、脱脂牛奶 200 mL、鸡蛋 1 个

调味料：橄榄油 1 mL、盐（少许）、黑胡椒碎（少许）

烹饪方法：

（1）鹰嘴豆浸泡过夜，高压锅煮烂后用勺子压成泥糊状，可加入少许橄榄油、盐、黑胡椒碎调味。

（2）使用鹰嘴豆泥替代果酱涂抹面包，搭配脱脂牛奶和水煮蛋食用。

午餐：二米饭 + 清蒸狮子头 + 清炒西葫芦

原料：小米 50 g、大米 50 g、瘦肉 60 g、荸荠 30 g、西葫芦 200 g

调味料：橄榄油 5 mL、酱油 2 mL、料酒 2 mL、盐 1.5 g、蒜末 1 g、葱花（适量）、淀粉（适量）

烹饪方法：

（1）二米饭：小米与大米混合，清水浸泡 30 分钟后煮熟。

（2）清蒸狮子头：瘦肉剁泥，荸荠切碎，加酱油、料酒、淀粉拌匀。搓成肉丸，水开后蒸 20 分钟。

（3）清炒西葫芦：西葫芦切成片，热锅冷橄榄油爆香蒜末，下西葫芦大火翻炒 1 分钟，加盐调味，撒葱花点缀。

晚餐：南瓜米饭 + 蒸玉米 + 熘鱼片 + 芹菜炒香干

原料：南瓜 50 g、大米 30 g、玉米 50 g、黑鱼片 60 g、胡萝卜 50 g、黄瓜 50 g、芹菜 150 g、香干 50 g

调味料：橄榄油 8 mL、生抽 3 mL、淀粉 3 g、盐 1.5 g、蒜末（少许）

烹饪方法：

（1）南瓜米饭：南瓜切成小块，用蒸锅煮熟。大米洗净后，加清水，电饭煲选择“杂粮饭”模式煮熟，将煮熟的南瓜块撒在米饭上。

（2）蒸玉米：玉米切成小段，开水锅蒸 15 分钟。

（3）熘鱼片：黑鱼片加盐、淀粉腌制 5 分钟。胡萝卜切成片，黄瓜切成片，热橄榄油爆炒至断生，加入黑鱼片快速翻炒，淋生抽调味。

（4）芹菜炒香干：芹菜切成段，香干切成细条。热橄榄油爆香蒜末，下芹菜段炒 1 分钟，加香干炒匀，加盐调味。

加餐：无糖酸奶 100 mL + 梨 1 个

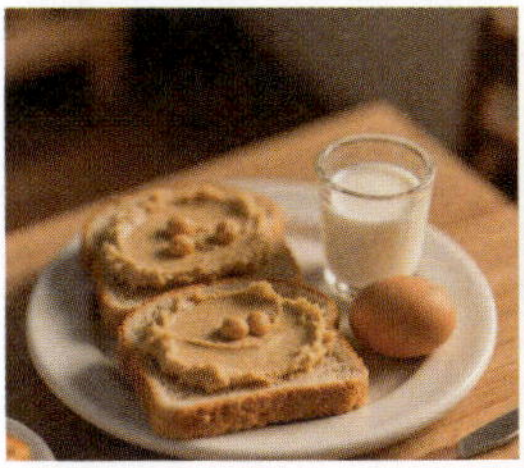

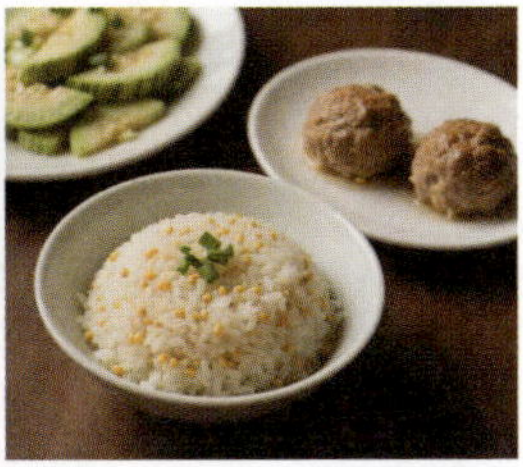

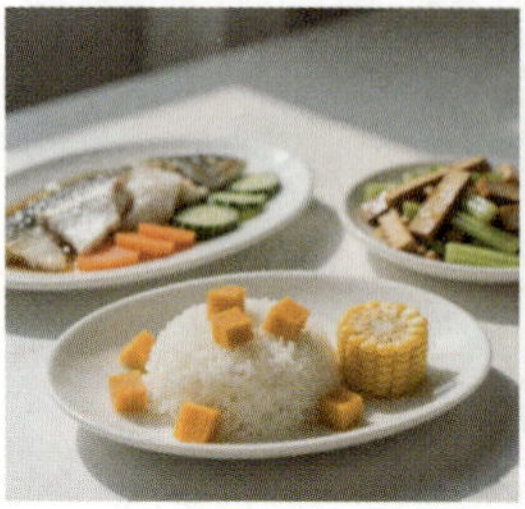

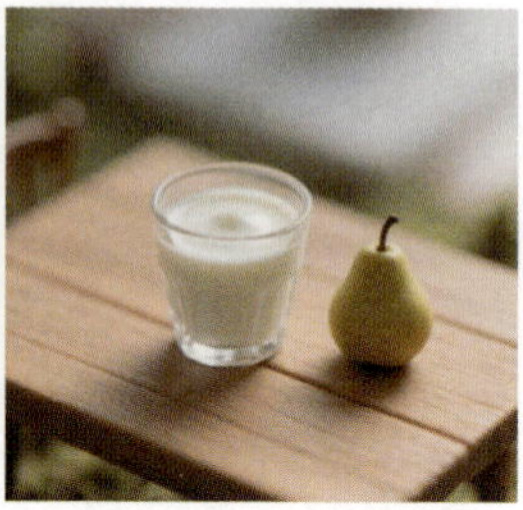

7. 周日食谱

早餐：蔬菜鸡蛋饼 + 无糖豆浆 + 凉拌萝卜丝

原料：鸡蛋 60 g、菠菜 50 g、面粉 50 g、黄豆 25 g、水萝卜 100 g

调味料：橄榄油 5 mL、盐 0.5 g、白醋 1 mL、香油 1 mL

烹饪方法：

（1）蔬菜鸡蛋饼：菠菜洗净去根后焯水 30 秒，挤干水分切碎备用。面粉加少许水与鸡蛋混合，搅拌至无颗粒（稠度参考酸奶）。加入菠菜碎拌匀。平底锅预热，刷薄橄榄油，汤勺面糊倒入锅中，快速转动摊成圆形薄饼。煎至边缘翘起、表面凝固，翻面再煎 1 分钟至微焦。

（2）无糖豆浆：黄豆提前浸泡 6 小时，洗净后加水，用豆浆机制作无糖豆浆。

（3）凉拌萝卜丝：水萝卜洗净切成丝，加盐抓拌后静置 5 分钟，攥干水分。加白醋、香油拌匀。

午餐：杂粮饭 + 清蒸鲈鱼 + 蒜蓉西蓝花 + 紫菜豆腐汤

原料：糙米 50 g、黑米 50 g、鲈鱼 60 g、西蓝花 200 g、豆腐 50 g、干紫菜 5 g

调味料：橄榄油 5 mL、蒸鱼豉油 3 mL、料酒 2 mL、蒜末（适量）、姜片（适量）、盐 1.5 g、白胡椒粉（少许）

烹饪方法：

（1）杂粮饭：糙米与黑米混合，加清水浸泡 30 分钟，电饭煲选择“煮饭模式”，煮熟后焖 5 分钟再开盖。

（2）清蒸鲈鱼：将鲈鱼洗净，在鱼身两侧改 2~4 刀，吸干水分后抹上料酒，姜片放入鱼腹，腌制 10 分钟后放入水开的锅中，大火蒸 8 分钟后取出，倒掉盘中汤汁、取出姜片，淋上热橄榄油，再沿盘边倒入蒸鱼豉油即可。

（3）蒜蓉西蓝花：西蓝花切成小朵焯水 1 分钟，热锅冷橄榄油，蒜末爆香后下西蓝花翻炒，加盐调味。

（4）紫菜豆腐汤：干紫菜泡发，豆腐切成块。清水煮沸后加紫菜、豆腐块煮 3 分钟，加盐、白胡椒粉调味。

晚餐：全麦馒头 + 蒸山药 + 胡萝卜炒牛肉 + 脱脂牛奶

原料：全麦馒头 50 g、山药 50 g、牛肉 60 g、胡萝卜 100 g、脱脂牛奶 200 mL

调味料：橄榄油 5 mL、生抽 3 mL、淀粉 3 g、盐 0.5 g、蒜末 5 g

烹饪方法：

（1）蒸山药：山药洗净，切成段，水开后带皮蒸 15 分钟。

（2）胡萝卜炒牛肉：胡萝卜切成粗丝备用，牛肉切成条，加盐、生抽、淀粉腌制 10 分钟。热锅冷橄榄油爆香蒜末，下牛肉条炒至变色，加入胡萝卜丝翻炒至熟。

加餐：草莓 100 g+ 无糖酸奶 100 g

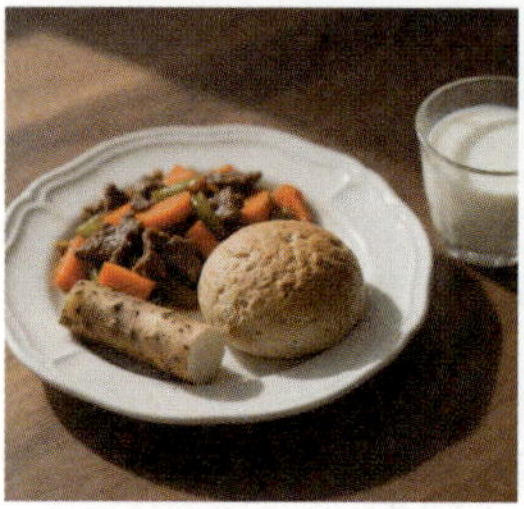

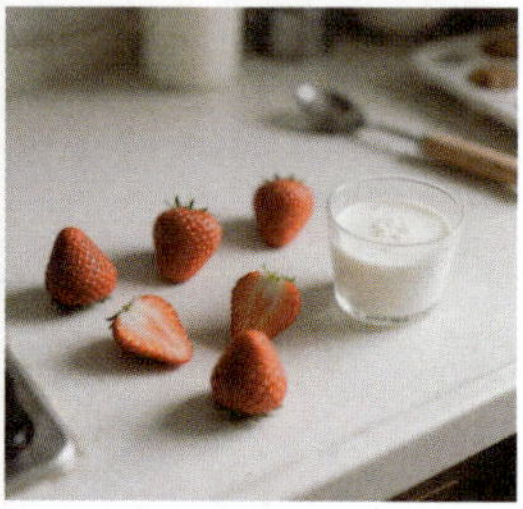

五、14~17 岁青少年健康减重餐（附周一至周日食谱）

14~17 岁青少年处于生长发育高峰期，性成熟进程加快、体格发育加速，对能量和营养素的需求达到峰值，尤其是蛋白质、钙、铁及维生素等关键营养素。青少年自主意识增强，社交活动增多，饮食行为易受环境影响，需强化营养认知，培养可持续的膳食习惯，为成年期健康奠定基础。这一阶段应继续保持食物多样性的膳食习惯，强化全谷物和薯类在主食中的重要地位，加强规律进餐和加餐、零食管理，避免高糖饮料及膨化食品。家长需以身作则，减少家庭烹饪中的高盐（每日≤ 5 g）、高油（每日≤ 30 g）菜品，如腌制食品、油炸食品。鼓励青少年参与家庭饮食计划，如采购食材、设计菜单，提升其对健康饮食的认同感。由于该年龄段青少年饮食模式与成人基本相同，这部分内容不再重复赘述烹饪方法，仅给予主要食物量的参考。同时，由于孩子发育时间不一致，生长发育速度较快时，营养需要量也相应增大，家长不宜严格控制孩子饮食，注意饮食结构合理即可。

孩子超重或肥胖的干预措施，与前两个时期基本保持一致。但这一阶段的孩子心理更为敏感，家长应积极疏导，避免因体重问题引发焦虑，同时通过正向激励帮助孩子强化健康习惯。

14~17岁学龄儿童平衡膳食宝塔

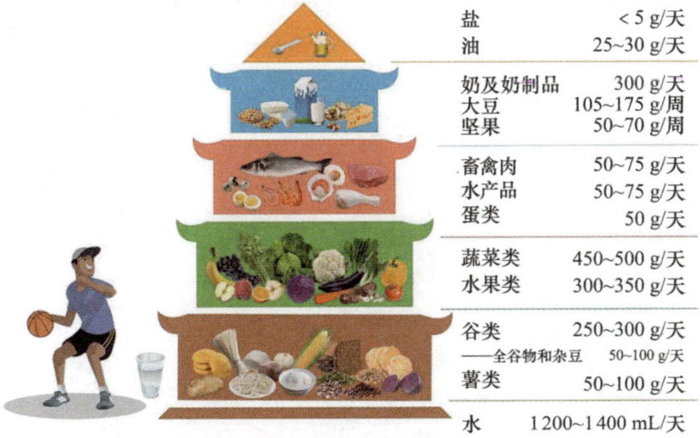

（配图来源于中国营养学会）

1. 周一食谱

早餐： 全麦三明治（全麦面包 2 片、水浸金枪鱼 50 g、生菜、番茄片）+ 牛奶燕麦粥（脱脂牛奶 200 mL、燕麦 30 g）+ 蓝莓 8 颗

早加餐：核桃仁 10 g

午餐： 糙米饭 100 g（糙米 50 g、大米 50 g）+ 酱牛肉（牛肉 80 g、

橄榄油 8 g、姜葱去腥）+ 蒜蓉西蓝花（西蓝花 200 g、橄榄油 8 g）+ 番茄豆腐汤（豆腐 100 g、番茄 1 个）

午加餐：无糖酸奶 150 g + 奇异果 1 个

晚餐：红薯 150 g + 杂粮馒头 50 g + 香煎三文鱼 100 g（橄榄油 5 g、柠檬汁调味）+ 凉拌菠菜 150 g（芝麻油 5 g、白芝麻 5 g）

全天烹饪用油 25~30 g，盐≤ 5 g。

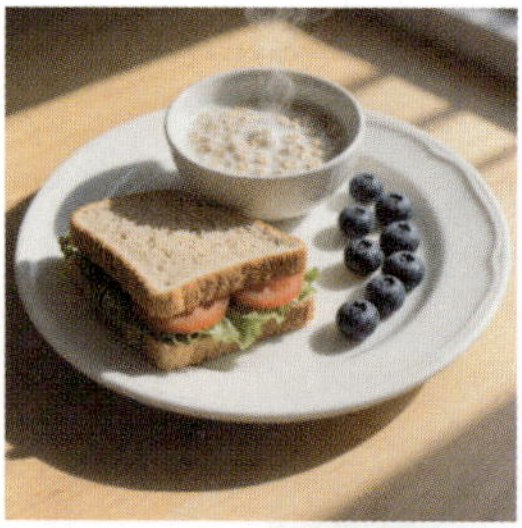
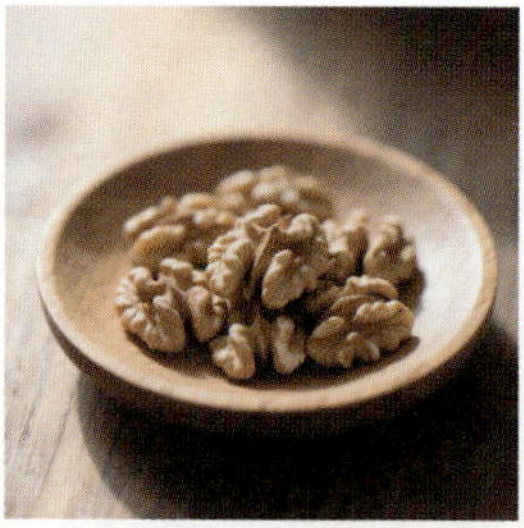
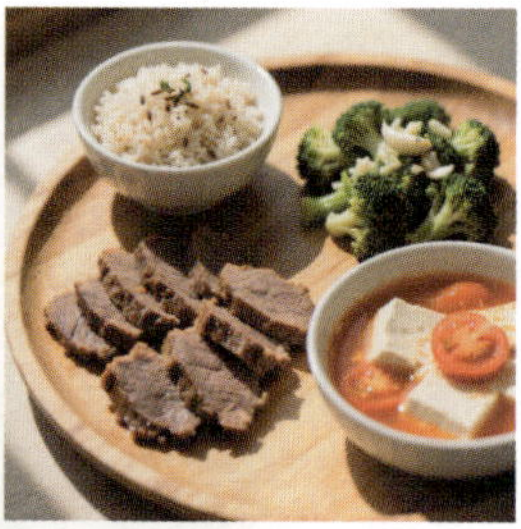
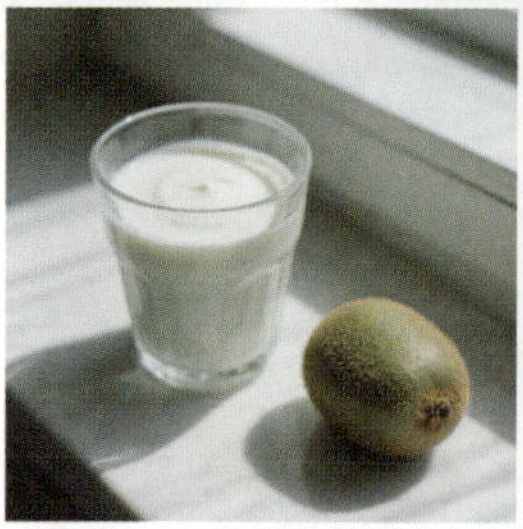
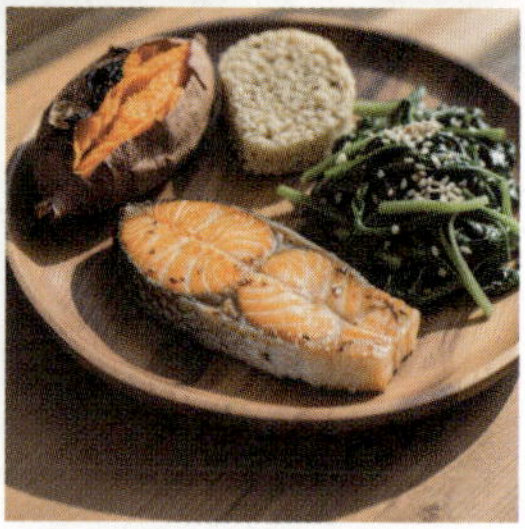

2. 周二食谱

早餐：玉米 1 根 + 豆浆 200 mL + 水煮蛋 1 个 + 凉拌西芹百合 100 g

早加餐：榛子仁 10 g

午餐：全麦意面 100 g（配番茄酱）+ 烤牛排 100 g（橄榄油 5 g、

迷迭香）+ 烤蔬菜拼盘（彩椒 50 g、洋葱 50 g、南瓜 50 g、土豆 50 g）

午加餐：香蕉 1 根 + 脱脂牛奶 200 mL

晚餐：蒸山药 100 g + 小米粥（小米 30 g）+ 白灼西蓝花（西蓝花 200 g）+ 三文鱼豆腐汤（三文鱼 80 g、豆腐 50 g）

全天烹饪用油 25~30 g，盐≤ 5 g。

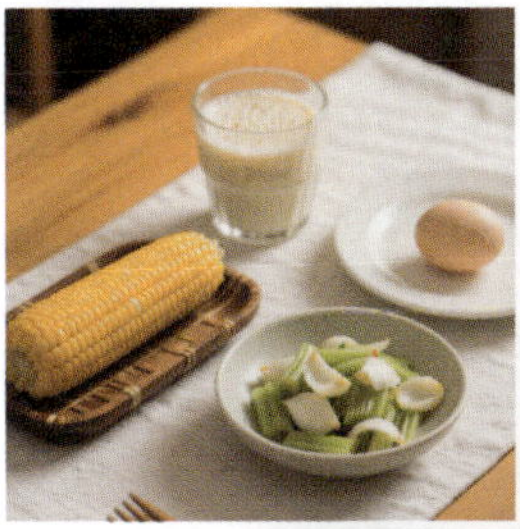

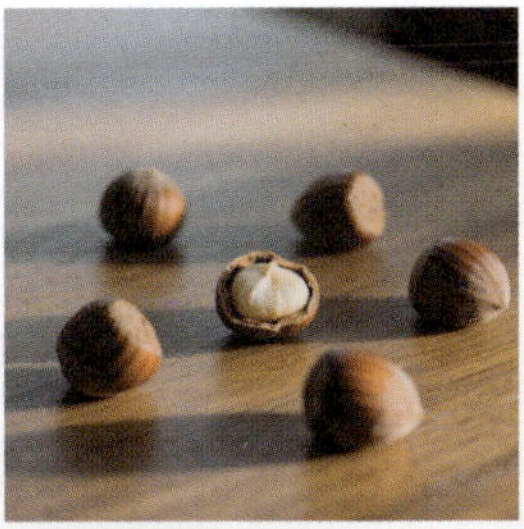

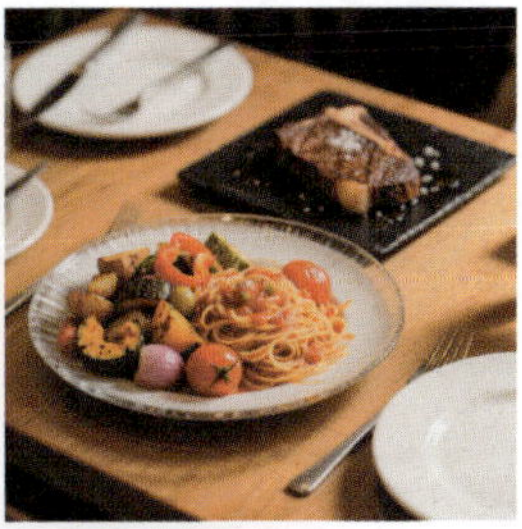

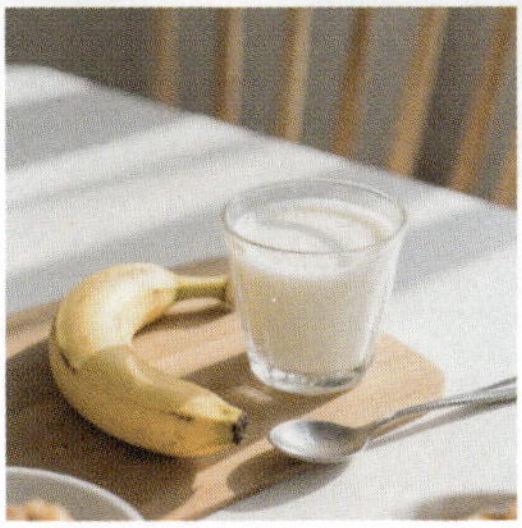

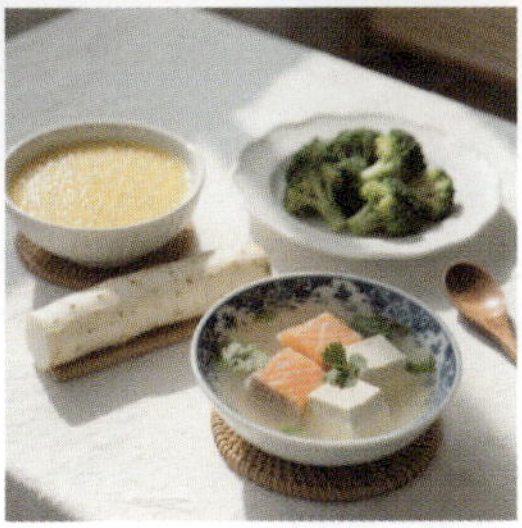

3. 周三食谱

早餐：玉米面发糕（玉米面 50 g、面粉 50 g）+ 水煮蛋 1 个 + 低脂牛奶 200 mL + 凉拌秋葵（秋葵 100 g、低盐酱油 5 mL）

早加餐：水煮毛豆 50 g

午餐：藜麦饭 100 g（藜麦 50 g、大米 50 g）+ 青椒炒鸡胸肉（青

椒 150 g、鸡胸肉 80 g）+ 丝瓜蛤蜊汤（蛤蜊 20 g、丝瓜 100 g）

午加餐：红枣 3 颗 + 无糖豆浆 200 mL

晚餐：山药玉米排骨汤（山药 100 g、玉米 50 g、排骨 100 g）+ 凉拌木耳胡萝卜 100 g（香油 3 g）

全天烹饪用油 25~30 g，盐≤ 5 g。

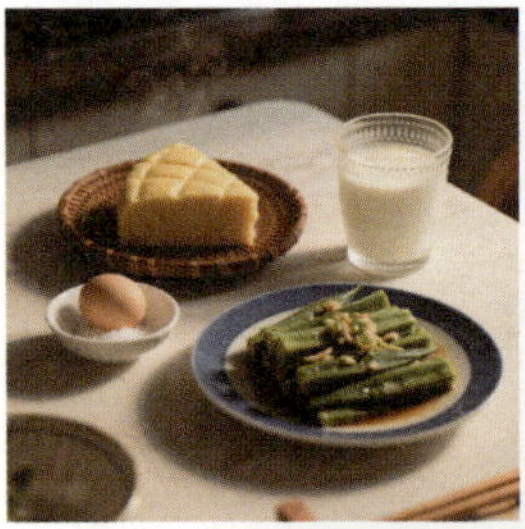
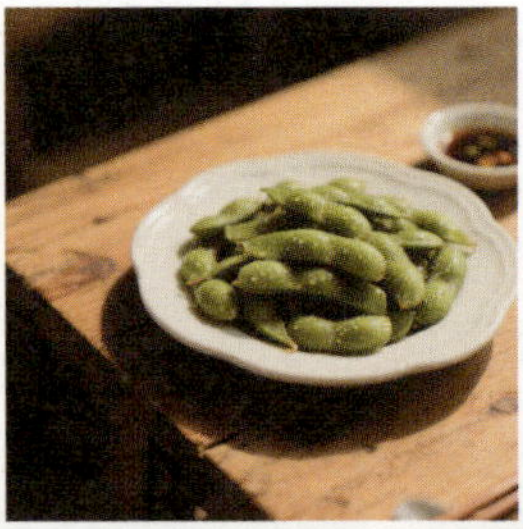
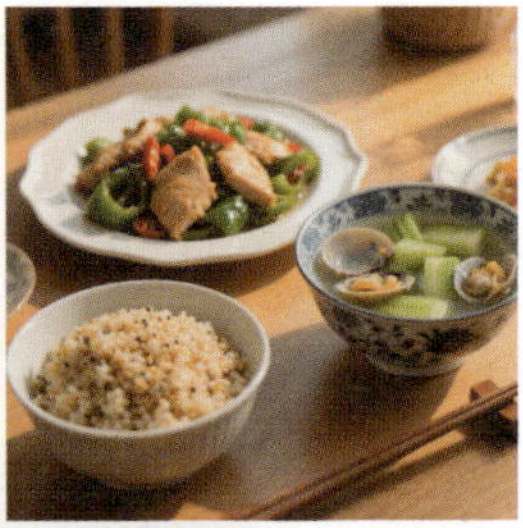
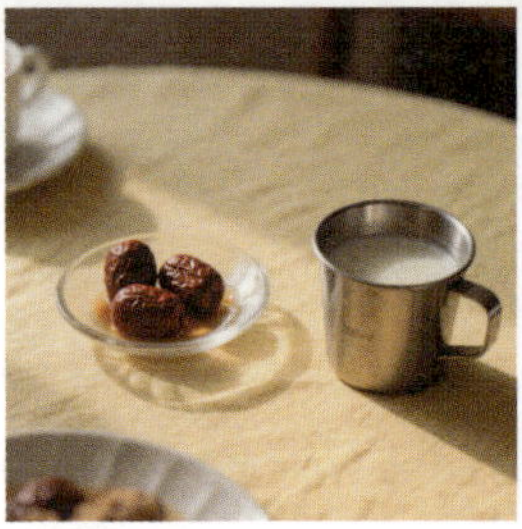
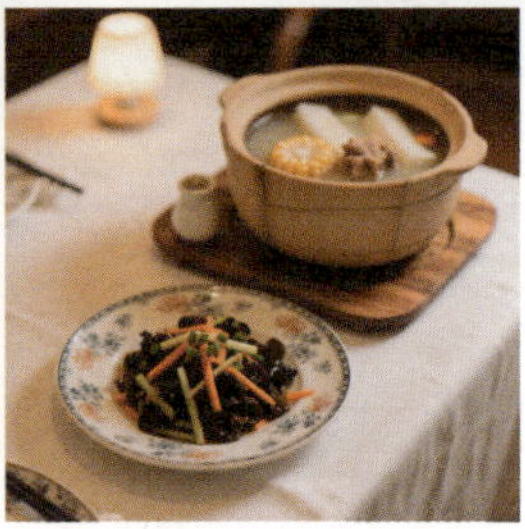

4. 周四食谱

早餐：红薯饭（红薯 100 g、大米 50 g）+ 脱脂牛奶 200 mL + 凉拌胡萝卜丝 100 g（香醋 5 g）

早加餐：葡萄 100 g

午餐：杂豆饭（红豆 50 g、大米 50 g）+ 香煎鳕鱼 80 g（橄榄油

5 g、柠檬汁调味）+ 上汤苋菜 200 g（皮蛋 1 个、蒜末 5 g）

午加餐：原味酸奶 150 g

晚餐：蒸南瓜 100 g + 全麦馒头 50 g + 虾仁炒杂蔬（虾仁 70 g、彩椒 50 g、芦笋 50 g）+ 冬瓜虾皮汤（冬瓜 150 g、虾皮 10 g）

全天烹饪用油 25~30 g，盐≤ 5 g。

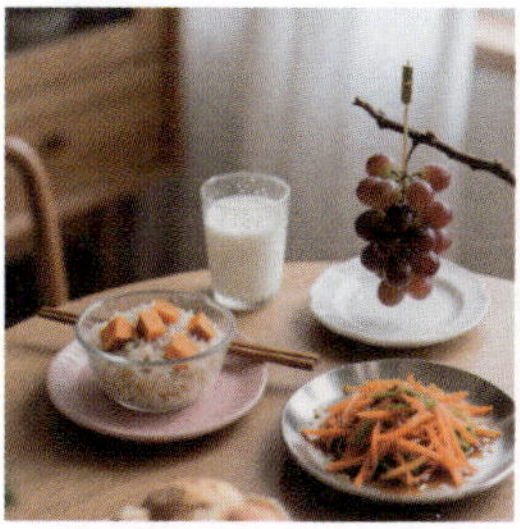
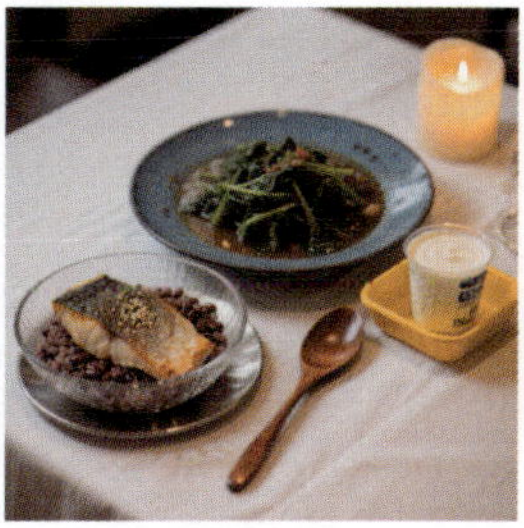
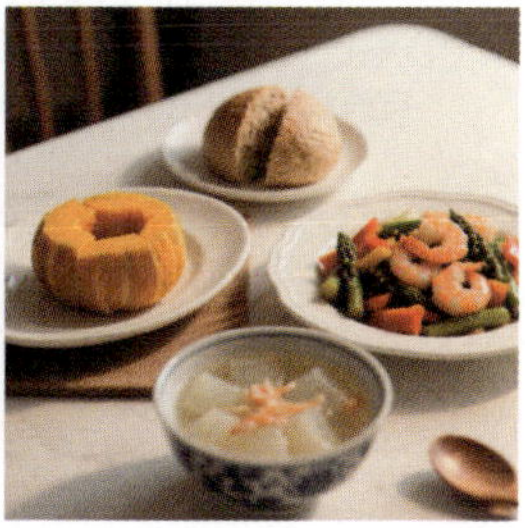

5. 周五食谱

早餐：全麦卷饼（全麦面粉 80 g、煎蛋 1 个、生菜 50 g、酱牛肉 50 g、樱桃番茄 5 颗）+ 无糖黑芝麻糊 200 mL

早加餐：脱脂牛奶 200 mL

午餐：糙米饭 100 g + 清蒸鳕鱼片（鳕鱼 100 g、胡萝卜 50 g、黄瓜 50 g）+ 蚝油生菜（生菜 150 g）

午加餐：橙子 1 个 + 无糖酸奶 150 g

晚餐：紫薯 100 g + 杂粮粥（燕麦 30 g、大米 30 g）+ 肉末豆腐 100 g（瘦肉末 50 g、豆腐 100 g）+ 蒜蓉菠菜（菠菜 200 g）

全天烹饪用油 25~30 g，盐≤ 5 g。

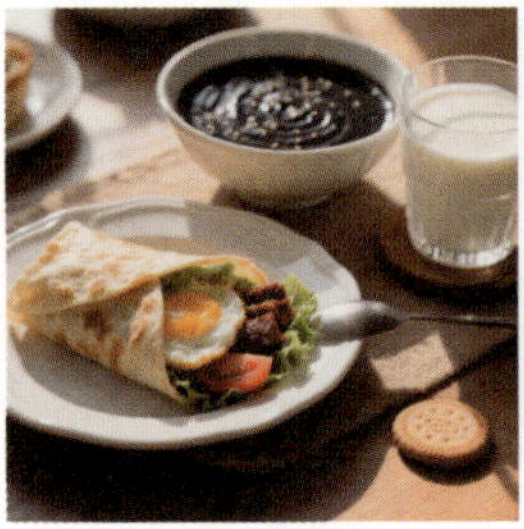
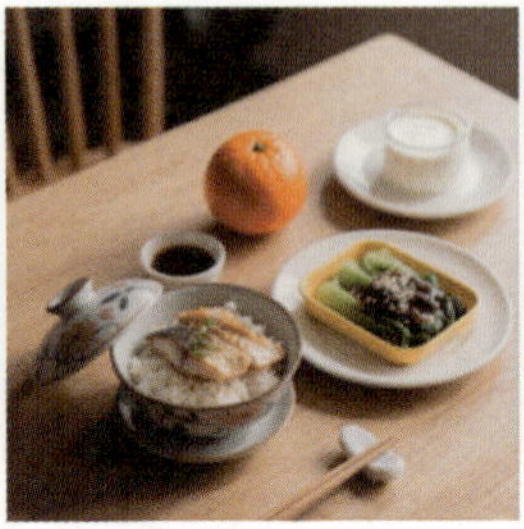
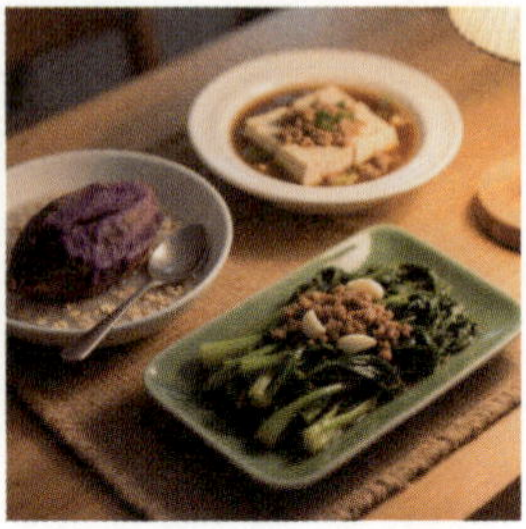

6. 周六食谱

早餐： 南瓜小米粥（南瓜 50 g、小米 30 g）+ 水煮蛋 1 个 + 凉拌莴笋丝 100 g（香醋 5 g）

早加餐：原味腰果 10 g + 脱脂牛奶 200 mL

午餐： 荞麦面 150 g（配黄瓜丝 50 g）+ 鹰嘴豆炖鸡胸肉（鹰嘴豆 50 g、鸡胸肉 80 g、番茄 1 个）+ 清炒空心菜 200 g

午加餐：苹果 1 个（中等大小）

晚餐： 杂粮饭（糙米 50 g、大米 50 g）+ 蒜蓉粉丝蒸扇贝 6 只（扇贝肉 80 g、粉丝 20 g）+ 冬瓜薏仁汤（冬瓜 200 g、薏仁 20 g）

全天烹饪用油 25~30 g，盐≤ 5 g。

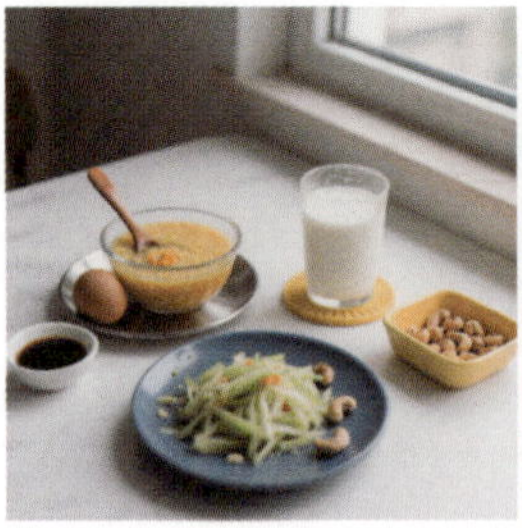
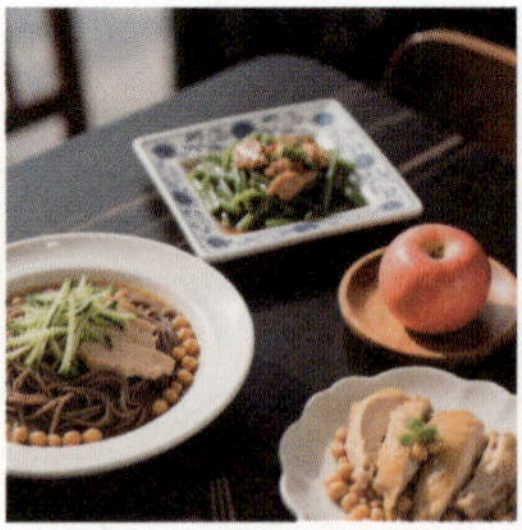
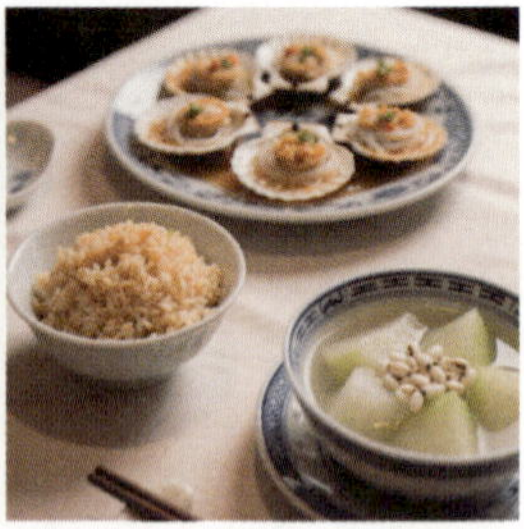

7. 周日食谱

早餐：酸奶碗（无糖酸奶 200 mL、燕麦 30 g、草莓 15 g）+ 全麦吐司（全面吐司 1 片、牛油果泥 30 g）+ 蛤蜊蒸蛋（蛤蜊 20 g、鸡蛋 1 个）

早加餐：核桃仁 10 g+ 黄瓜 100 g

午餐：杂粮饭（糙米 50 g、藜麦 50 g）+ 水煮虾（对虾 100 g）+ 蒜蓉菜心 200 g（橄榄油 5 mL）

午加餐：脱脂牛奶 200 mL

晚餐：红薯 100 g + 南瓜馒头 50 g + 肉片茄子（猪里脊肉 80 g、茄子 200 g）+ 小白菜豆腐汤（小白菜 100 g+ 豆腐 50 g）

全天烹饪用油 25~30 g，盐≤ 5 g。

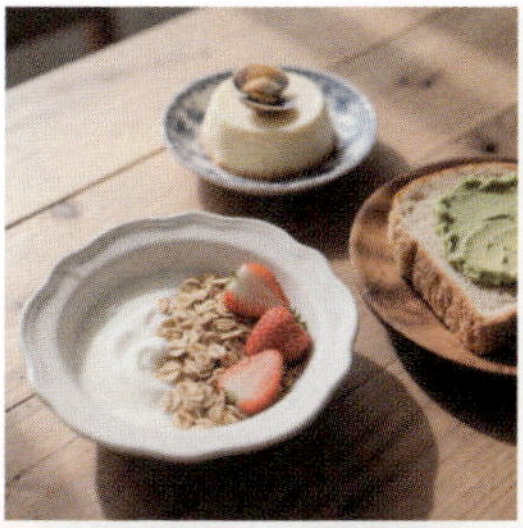
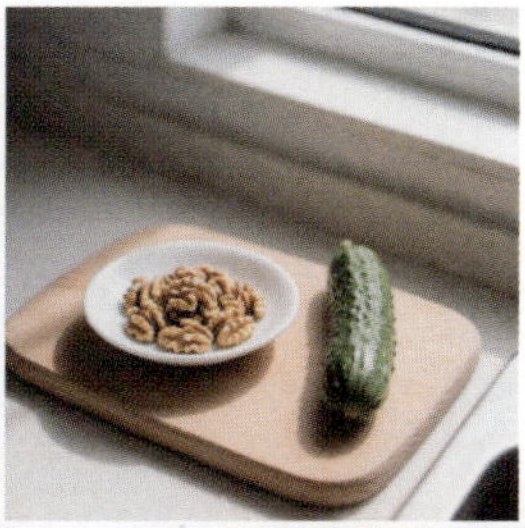
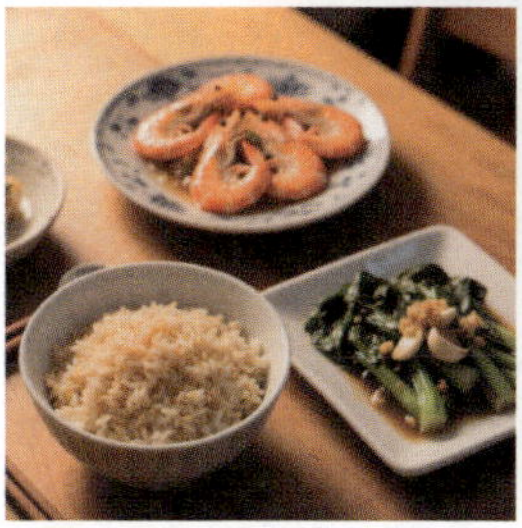
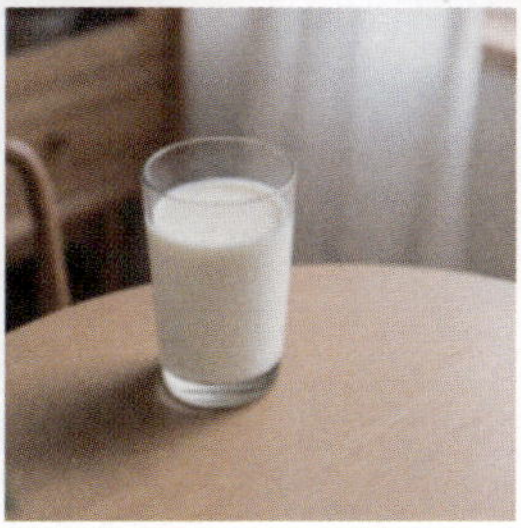
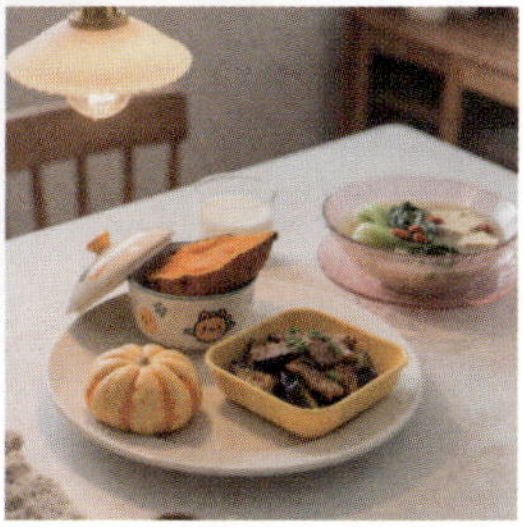

打卡手账

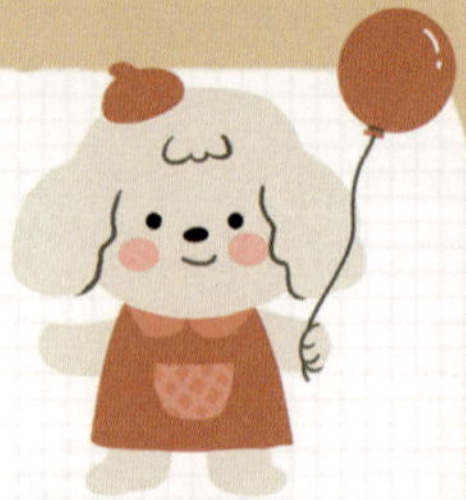

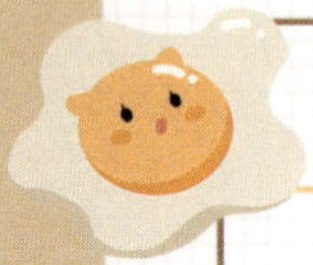

第四章

吃健康零食，过享瘦童年

随着生活水平的提升，零食已成为儿童、青少年日常饮食中不容忽视的组成部分。很少有孩子能够抵御美味零食的诱惑。然而，零食选择不当可能引发肥胖、龋齿、营养不良等各种问题。家长应该如何帮助孩子选择健康的零食、学会正确吃零食呢？

首先需要明确零食的功能定位。人体所需的营养物质主要通过一日三餐获得，零食只能是一种补充。尤其是学龄儿童，他们活动量大、胃容量小，两餐间适量吃点零食可缓解饥饿感。

一、零食“红绿灯”

2018 年，我国发布了《中国儿童青少年零食指南》。该指南根据食物中营养素的含量和分布将零食分为可经常食用、适当食用、限量食用三级，并建议儿童应选择新鲜、天然、易消化的奶类、果蔬类、坚果类的食物，少吃油炸、过甜、过咸的零食。

红灯：高糖、高盐、高脂肪类，每月可吃 1 次。

棉花糖、奶糖、糖豆、软糖、水果糖、话梅糖、炸鸡块、炸鸡翅、膨化食品、巧克力派、奶油夹心饼干、方便面、奶油蛋糕、罐头、蜜枣脯、胡萝卜脯、苹果脯、炼乳、炸薯片、可乐、雪糕、冰淇淋等。

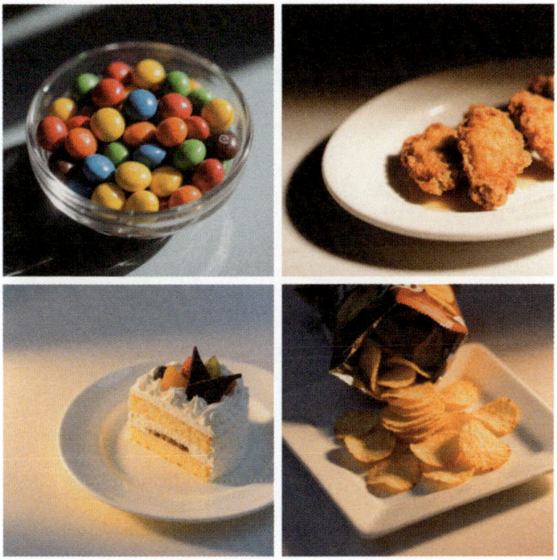

黄灯：中等量的脂肪、盐、糖类，含有人体需要的部分营养，如铁、蛋白质、维生素等，但是吃多了会导致肥胖及体内钙等物质流失。每周吃 1~2 次为宜。

黑巧克力、牛肉片、松花蛋、火腿肠、酱鸭翅、肉脯、卤蛋、鱼片、蛋糕、月饼、怪味蚕豆、卤豆干、海苔片、苹果干、葡萄干、奶酪、奶片、琥珀核桃、盐焗腰果、甘薯球、干地瓜干、果汁含量超过 30% 的果蔬饮料（如咖啡、山楂饮料、杏仁露、乳酸饮料、水果冰淇淋等）。

绿灯：低脂、低盐、低糖类，更多地被称为半主食，可以每天食用。

水煮蛋、无糖或低糖燕麦、煮玉米、全麦面包、全麦饼干、豆浆、烤黄豆、香蕉、番茄、黄瓜、梨、桃、苹果、柑橘、西瓜、葡萄、纯鲜牛奶、纯酸奶、瓜子、大杏仁、松子、榛子、蒸（煮、烤）制的红薯、地瓜、土豆及不加糖的鲜榨橙汁、西瓜汁、芹菜汁等。

二、分年龄段零食选择指南

1. 学龄前儿童（2~5 岁）

（1）核心原则

以正餐为主，零食为辅，注重安全性与营养密度。

（2）推荐选择

奶类：牛奶、酸奶（优选无糖型或低糖型），每日 300 mL 以上，补充钙和优质蛋白。

果蔬类：香蕉、苹果、黄瓜等新鲜蔬果，提供维生素和膳食纤维。

谷薯类：煮玉米、全麦面包，避免油炸薯片。

（3）禁忌与注意事项

避免儿童食用整粒坚果、葡萄等易呛噎食物，此类食物需在家长监护下食用。

睡前 1 小时应禁食零食，防止龋齿和消化不良。

2. 学龄儿童（6~13 岁）

（1）核心原则

零食作为正餐的补充，培养健康的零食选择习惯。

（2）推荐选择

乳制品：低脂奶酪、无糖酸奶，钙吸收率高达 30%。

坚果种子：原味核桃、杏仁，每日 10 g 以内，富含不饱和脂肪酸。

水果制品：冻干草莓、芒果干（无添加糖），保留营养且便携。

（3）风险提示

警惕“高盐陷阱”，如海苔片钠含量常超 1 000 mg/100 g，远超儿童每日推荐量（≤ 1 200 mg）。

避免一边写作业一边吃零食，易分散注意力并过量摄入。

3. 青少年（14~17 岁）

（1）核心原则

零食不可替代正餐，注重营养均衡与自主管理。

（2）推荐选择

蛋白质类：水煮蛋、鸡胸肉，补充生长发育所需氨基酸。

复合碳水化合物：燕麦、全麦饼干，提供持久能量。

功能性零食：黑巧克力（可可含量≥ 70%），含抗氧化物质且控糖。

（3）行为干预

制订“零食预算”，如每日零食支出不超过正餐 10%。

利用营养标签识别“低钠”（≤ 120 mg/ 份）、“低糖”（≤ 5 g/ 份）标识。

三、零食无害化处理小技巧

市场上的零食琳琅满目，层出不穷。如何在种类繁多的零食中选择适合自家孩子的零食，并尽量减少零食对健康的影响呢?

1. 天然优先，远离深加工

选择健康零食的第一条，优先选择天然食物，比如新鲜果蔬（如蓝莓、胡萝卜）、未加工坚果（如核桃仁）、低脂乳制品等，都是推荐选择的优质零食。但如果进行了工业加工，我们就要小心了，比如果脯、蜜饯，成品的含糖量高达 70% 甚至更多，小小一把的添加糖就远超每日 25 g 推荐摄入量了，必须远离。常见的每日坚果，其中常常搭配蔓越莓干、蓝莓干等蜜饯，家长可要擦亮眼睛，不要落入糖渍蜜饯的陷阱。

2. 详阅配料表和营养标签，逃离伪装陷阱

在选择零食时，阅读营养标签是每一个负责任的家长必备的技能。合格的儿童零食，配料表中排位靠前的几种原料中，不应有添加糖。

除了白砂糖，麦芽糖、果糖、果葡糖浆、麦芽糊精、浓缩果汁等也是披着伪装的隐形糖分。木糖醇、赤藓糖醇、罗汉果甜苷等代糖虽然短期内对体重没有不良影响，但经常食用含甜味剂的零食不利于培养孩子的清淡口味，对成年后健康造成隐患。

针对零食中的脂肪，我们也要优先选择符合国家“低脂”要求的零食（脂肪含量≤ 3 g/100 g），如原味海苔、冻干草莓等。对健康有极大危害的反式脂肪酸，我们更要提高警惕，所有标注“氢化植物油”“植脂末”等字样的，都需要规避。

在营养标签中，我们除了要注意碳水化合物和脂肪的含量，还要留意“NRV%”，即该营养成分占每日推荐摄入量的百分比。凡是脂肪和碳水化合物的 NRV% 远远高于蛋白质的零食，都应该尽量避免。

3. 食用场景管理：科学规划时间与行为，培养健康习惯

零食的食用场景直接影响营养摄入效果和儿童饮食习惯的养成。科学的食用场景管理需兼顾时间安排、行为引导和环境营造，家长可以从多维度提供引导和支持。比如零食的食用时间应当匹配生理需求与正餐节奏，零食应在正餐前 1.5~2 小时食用，避免过早刺激饱腹感或过晚影响下一餐食欲。例如，早餐后可在 9:30~10:00 安排少量零食，午餐后则在 14:30~15:00 补充能量。避免睡前 3 小时进食，以减少糖分对牙齿的腐蚀风险，防止热量堆积。

行为习惯培养方面，可以建立零食仪式感与专注进食的饮食习惯。设立专属零食区（如餐桌或茶几），避免一边玩玩具、看电视，一边吃零食，减少无意识进食导致的过量摄入。使用小份量容器（如 100 g 分装盒）盛装坚果或果干，避免“一把抓”导致超量。

同时家长应当加强示范与正向引导的角色，避免在孩子面前频繁食用高糖零食，可通过分享少量健康零食（如冻干水果）传递饮食观念。平时购物，可以鼓励孩子参与零食选购，教其识别配料表中的“红灯成分”（如氢化植物油）；通过 DIY 零食（如自制燕麦能量球）增强趣味性，减少对加工零食的依赖。对于错误的行为要及时纠正，比如将零食作为“听话奖励”，易导致孩子将高糖食品与积极情绪关联；正餐过少时不可用零食弥补，需调整正餐结构而非依赖零食补充。

4. 口腔健康防护：科学清洁与防护并重，守护牙齿健康

龋齿是儿童最常见的口腔疾病之一，其发生与零食摄入习惯及口腔清洁方式密切相关，而有效的口腔防护可降低 70% 以上的发病风险。

食用零食后的即时清洁十分重要，含糖零食会迅速提升口腔 pH 至 5.5 以下（牙釉质脱矿临界点），此时食物残渣中的糖分被细菌分解，产生酸性物质侵蚀牙齿。立即用清水漱口可冲刷掉 60% 以上的糖分和食物颗粒，减少细菌“养料”供给。碳酸饮料、果汁等酸性食物会直接酸蚀牙釉质，建议饮用后用吸管减少接触时间，并延长漱口至 1 分钟，

必要时可用含氟漱口水强化牙釉质。

坚持每日至少 2 次彻底刷牙，早晨起床后与睡前必须刷牙，睡前清洁尤为重要，因夜间唾液分泌减少，细菌繁殖速度提升 3 倍。此外，科学使用牙线也十分必要，牙线可清除牙刷无法触及的牙缝残渣，很好地避免乳牙邻面龋。如果有条件，家长也可带孩子每年 1~2 次寻求专业的口腔科检查和干预，例如涂氟和窝沟封闭等，最大限度降低龋齿风险。

四、需严格限制的四类高风险零食

1. 油炸食品

代表：薯条、炸鸡块。

危害：脂肪含量超 40%，丙烯酰胺等致癌物增加代谢疾病风险。

2. 高糖饮料

代表：碳酸饮料、果味饮料。

数据：一罐可乐含糖量≈ 14 块方糖，导致日均能量超标 200 kcal。

3. 腌制与烟熏食品

代表：辣条、腊肠。

隐患：亚硝酸盐含量高，可能诱发消化系统疾病。

4. 含酒精的饮料

危害：影响神经发育，青少年肝脏代谢能力弱，易蓄积毒性。

打卡手账

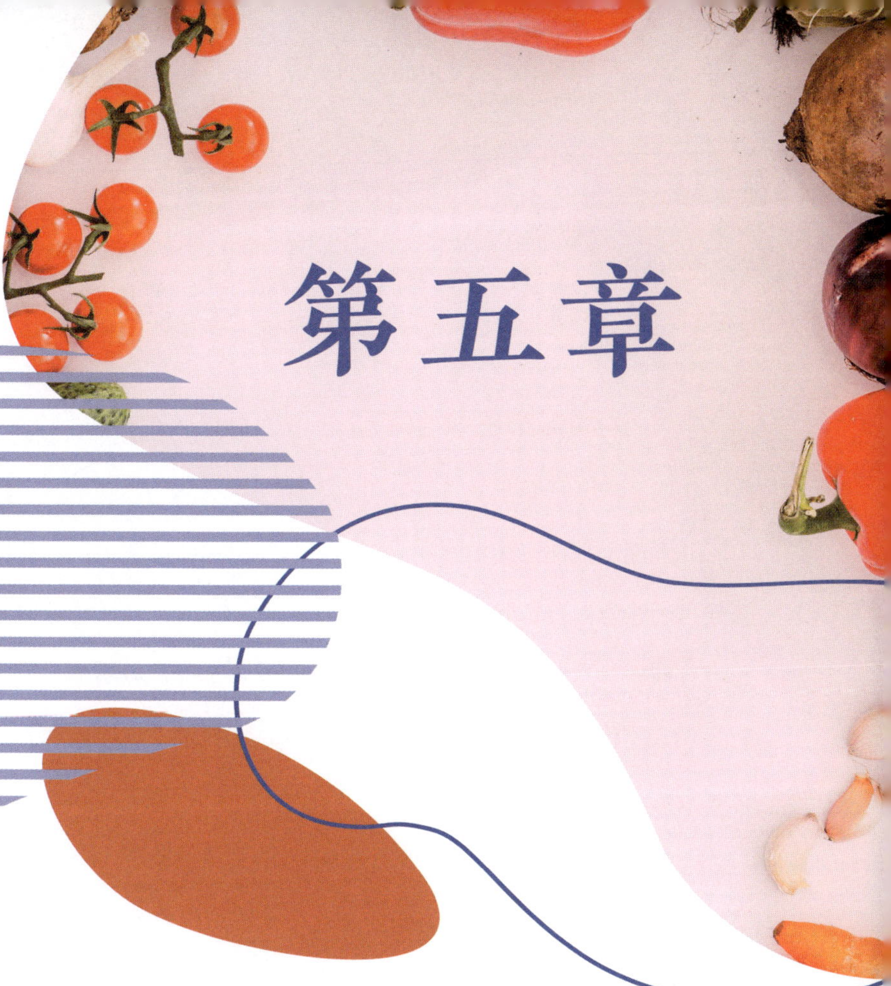

第五章

科学运动

管住嘴，迈开腿是儿童减重的不二法门。运动减重作为非药物干预的核心手段，其科学性和安全性直接影响儿童生长发育。

一、运动减重的科学基础

1. 能量代谢平衡原理

儿童能量代谢平衡的本质是能量摄入与消耗的动态平衡，其核心公式可表述为：每日能量需求 = 基础代谢率（BMR）× 活动系数 + 生长发育储备。这一平衡机制贯穿儿童生长发育全程，但超重儿童常因行为模式、代谢特征及脂肪组织特性偏离正常轨道，具体表现为三大关键失衡点。

（1）肌肉量不足：肌肉组织是 BMR 的主要贡献者（每千克肌肉日耗能 13 kcal，脂肪仅 4.5 kcal）。久坐导致肌肉合成减少，脂肪堆积增加，形成“低代谢—高储能”的恶性循环。

（2）激素调节失衡：瘦素抵抗使下丘脑无法准确感知能量过剩，抑制 BMR 代偿性升高。

（3）线粒体功能障碍：脂肪细胞线粒体数量减少，脂肪酸氧化能力下降，进一步降低静息代谢效率。久坐行为与非运动性活动产热（NEAT）缺失会带来代谢代价。

非运动性活动产热指人体在日常活动中，如站立、行走，甚至紧张等情况下的能量消耗，占儿童总能量消耗的 15%~30%。久坐行为（如看电视、玩手机）会导致NEAT显著降低。

（1）能量消耗差异：每日久坐4小时的儿童比活跃儿童少消耗约150 kcal，年累积差距达54 750 kcal（相当于7.1 kg脂肪）。

（2）代谢连锁反应：久坐抑制脂蛋白脂肪酶（LPL）活性，减少脂肪分解；同时降低胰岛素敏感性，促使血糖转化为内脏脂肪。

（3）行为代偿机制：久坐儿童常通过“补偿性进食”缓解无聊感，进一步加剧能量正平衡。

2. 运动干预的窗口期

儿童肥胖的干预效果与年龄阶段密切相关，不同发育期存在独特的生理特征和运动敏感期。抓住关键窗口期实施针对性运动干预，能最大化健康收益，甚至形成长期代谢优势。以下是基于发育时序的阶段性干预策略分析。

（1）2岁以下：神经肌肉协调性关键期

干预重点：通过趣味性活动塑造基础运动模式。

此阶段是运动技能发展的黄金窗口，婴幼儿的神经突触连接快速形成，运动模式（如爬行、站立、行走）的规范性直接影响终身运动能力。研究表明，早期规律的身体活动可增强本体感觉和平衡能力，降低未来姿势异常风险。建议采用亲子互动游戏（如攀爬软垫、平衡木行走）、音乐律动操等非结构化活动，每日累计活动时间不少于

2 小时。需避免久坐（单次不超过 1 小时），家长可通过模仿动物动作、抛接软球等游戏激发运动兴趣。此阶段运动干预虽不直接减重，但能优化运动神经通路，为后续减脂奠定基础。

（2）学龄前（2~5 岁）：心肺功能发育黄金期

干预重点：提升最大摄氧量，建立有氧耐力基础。

学龄前儿童心肺功能处于快速发育阶段，此时有氧运动可显著提升心脏每搏输出量和肺泡通气效率。研究显示，每周 3~4 次、每次 20 分钟的中等强度有氧活动（如快走、骑平衡车），可使最大摄氧量提高 15%~20%，并降低内脏脂肪堆积速度。推荐采用游戏化设计，如“寻宝跑酷”“彩虹跳绳接力”，结合音乐节奏控制运动强度（心率维持在 110~130 次 / 分钟）。需注意避免单一重复性动作，以多样化活动维持参与度。此阶段建立的运动习惯可延续至学龄期，形成长期代谢保护效应。

（3）学龄期（6~13 岁）：骨密度增长高峰期

干预重点：抗阻训练促进骨量积累，预防骨质疏松。

此阶段儿童骨生长速度达峰值，骨密度年增长率可达 1%~2%。抗阻训练通过机械应力刺激成骨细胞活性，可增加骨矿物质沉积量。研究证实，每周 2~3 次、每次 20 分钟的抗阻练习（如弹力带深蹲、单腿硬拉），可使腰椎骨密度提升 3%~5%，降低青春期后骨折风险。建议结合钙摄入（每日 800~1 000 mg）和维生素 D 补充（每日 400 IU），同步进行跳跃类运动（如跳绳、篮球摸高）以增强骨骼纵向生长。需注意动作规范性，避免关节超负荷损伤。

（4）青春期（14~17 岁）：代谢率峰值期

干预重点：高强度间歇训练（HIIT）放大减脂效应。

青春期基础代谢率较儿童期提升 20%~30%，此时进行运动干预能产生“代谢记忆”效应。HIIT 通过交替开展高强度（最大心率为 85%~95%）与低强度运动，可显著增加脂解酶活性，使代谢率在 24~48 小时内持续提升。临床试验表明，每周进行 4 次、每次 20 分钟的 HIIT（如 30 秒冲刺跑与 1 分钟慢跑交替），12 周后内脏脂肪可减少 28%，且肌肉量的增加能抵消基础代谢率下降的风险。建议结合抗阻训练（如壶铃摇摆、战绳训练）构建“力量—耐力”复合训练方案，同时保证每日 8~10 小时睡眠，以维持生长激素的分泌节律。

二、分龄运动方案设计

1. 24 月龄以内婴幼儿：趣味启蒙阶段

（1）运动目标

① 发展大运动能力：通过爬行、站立、行走等基础动作，促进躯干与四肢的协调性。

② 建立运动兴趣：以游戏化活动激发探索欲，避免单一重复的训练。

③ 感官与认知整合：通过触觉、视觉刺激提升感知能力，促进神经发育。

每日活动量目标：累计 3 小时身体活动（含 1 小时中高强度活动）。

（2）家庭运动推荐方案

① 触觉运动：多材质爬行探索（10 分钟）

毛绒垫翻滚：在毛绒、硅胶、塑料等不同材质的垫子上自由翻滚，刺激皮肤触觉受体。

隧道爬行：用纸箱或软垫搭建隧道，鼓励腹部贴地爬行，锻炼核心力量。

② 平衡训练：推玩具车行走（15 分钟）

直线推车：沿地面胶带标记的直线推玩具车，步幅保持在 15 cm 左右，维持身体直立。

上下坡挑战：用泡沫垫模拟缓坡，推车缓慢上下坡，练习重心控制。

③ 投掷游戏：目标式抛接（10 分钟）

纸箱投掷：向 1~2 米外的纸箱投掷软布球，鼓励单手抛掷与双手推掷交替练习。

彩虹圈套取：悬挂彩色塑料圈，用软球击打或抛掷套取，训练手眼协调能力。

④ 水中活动：亲子戏水池互动（每次≤ 10 分钟）

踢水花游戏：坐在池边用脚踢水，观察波纹扩散，或用手拍打水面。

漂浮玩具探索：用塑料杯舀水倒入漂浮的玩具船，观察浮力变化。

（3）注意事项

① 动作限制

避免高强度跳跃、单脚站立等超负荷动作，防止膝关节损伤。

禁止使用细绳、尖锐玩具，防止缠绕或划伤。

② 环境舒适、安全

室温保持在 24~26 ℃，湿度 50%~60%，避免过热或过冷。

地面铺设厚软垫，清除尖锐物品。

③ 强度管理

单次运动时长≤ 20 分钟，每 5 分钟补水 50 mL（小口多次饮用）。

运动后 1 小时内避免进食，优先补充水分。

2. 学龄前儿童（2~5 岁）：技能发展阶段

（1）运动目标

① 掌握基础运动技能（如跑、跳、投掷、平衡、协调等）。

② 培养规律运动习惯与兴趣。

③ 促进身体发育与社交能力发展。

（2）每日活动量目标

结构化运动 30 分钟 + 自由活动 90 分钟。

（3）家庭运动推荐方案

① 晨间唤醒：动物模仿操（10 分钟）

猫式伸展：四肢跪地，交替弓背与塌腰，模仿猫的伸展动作，激活脊柱灵活性。

螃蟹横走：横向跨步，双手侧平举保持平衡，锻炼侧向移动能力与核心稳定性。

青蛙跳：屈膝半蹲后连续向前跳跃，增强下肢力量与爆发力。

目标：唤醒身体机能，提升柔韧性与协调性。

② 课间活动：彩虹伞集体游戏（20 分钟）

抛接彩虹球：多人协作抛接彩色软球，训练手眼协调与反应速度。

波浪传递：集体抖动彩虹伞形成波浪，提升空间感知能力与团队配合能力。

障碍翻越：利用软垫、呼啦圈设置低难度障碍，练习跨越与平衡能力。

目标：通过趣味游戏强化基础运动技能，促进社交互动。

③ 晚间放松：亲子瑜伽（10 分钟）

树式：单腿站立，双手合十举过头顶，培养平衡感与专注力。

猫牛式：跪姿交替拱背与塌腰，放松脊柱与肩颈肌肉。

蝴蝶式：坐姿双腿外展，轻柔摆动膝盖，舒缓下肢肌肉。

目标：缓解疲劳，提高睡眠质量，增进亲子关系。

（4）注意事项

① 为避免运动损伤，单侧负重不宜超过体重的 15%。

② 运动场地宜选择塑胶地或沙地，保证运动环境安全。

③ 运动后需及时补水，日常可补充钙、镁、锌复合营养素。

3. 学龄儿童（6~13 岁）：能力提升阶段

（1）运动目标

① 提升心肺耐力：通过规律有氧运动增强心肺功能，促进代谢健康（目标心率区间为最大心率的 60%~80%）。

② 建立运动模式：掌握跑跳、投掷、平衡等基础动作模式，为专项运动技能奠定基础。

③ 发展综合体能：结合力量、柔韧与协调性训练，提升运动表现与损伤预防能力。

（2）每日活动量目标

至少 60 分钟中高强度有氧运动（如快跑、游泳）和 30 分钟抗阻训练（自重或轻负荷）。

（3）推荐方案

① 有氧组合：循环训练（20 分钟）

跳绳：分组完成（3 分钟 / 组，间歇 30 秒），逐步进阶至双摇或交叉跳。

障碍跑：设置软垫跨栏、锥形桶绕行、低栏跳跃等障碍，提升敏捷性与心肺适应性。

球类活动：足球带球、篮球投篮或羽毛球对打，强化手眼协调与反应速度。

目标：提高最大摄氧量，培养运动耐力与运动兴趣。

② 抗阻训练：功能性力量（20 分钟）

自重深蹲：双脚与肩同宽，下蹲至大腿平行于地面，保持脊柱中立位（3 组 ×15 次）。

仰卧举腿：仰卧屈膝抬腿至垂直位置，控制下落速度（3 组 ×10 次），强化核心与下肢后链肌群。

弹力带训练：通过水平推拉或侧向移动进行练习，可增加阻力进阶（如单腿臀桥）。

目标：提升基础力量，提高动作控制能力。

③ 柔韧训练：动态与静态结合（10 分钟）

动态拉伸：高抬腿走、侧弓步转体，激活肌肉与关节活动度。

静态保持：坐位体前屈（每日 30 秒 ×3 组），配合腹式呼吸放松腰背。

（4）注意事项

① 深蹲时避免膝盖内扣，仰卧举腿需控制回程速度，防止腰椎代偿。

② 球类活动需佩戴护膝、护踝，避免急停碰撞造成损伤。

③ 应选择防滑场地，并检查器械稳定性（如攀爬架、单杠）。

④ 夏季应避免在正午高温时段运动，防止中暑；冬季需充分热身，避免运动损伤。

⑤ 学龄儿童需保证每天 9~11 小时睡眠，运动前后避免高糖饮食，运动后 30 分钟内补充蛋白质（如牛奶、鸡蛋）以促进肌肉修复。

4. 青少年（14~17 岁）：专项强化阶段

（1）运动目标

① 优化身体成分：通过力量与耐力训练降低体脂率，提升肌肉质量与骨密度（目标体脂率：男生≤ 15%，女生≤ 20%）。

② 预防运动损伤：强化关节稳定性与动作模式，降低因青春期骨骼生长快于肌肉而导致的劳损风险（如胫骨结节炎、脊柱侧弯）。

③ 提升专项运动表现：结合目标运动项目（如篮球、足球、田径）强化专项体能，为竞技需求做好准备。

（2）每日活动量目标

90 分钟高强度运动和 30 分钟功能性训练。

（3）推荐方案

① 高强度运动：专项体能循环（30 分钟）

动作组合（循环 4 组，组间休息 90 秒）

变向冲刺：Z 字绕杆跑（5 杆 ×30 秒）+ 折返跑（20 米 ×4 组），提升敏捷性与无氧耐力。

爆发力训练：跳箱（40~60 cm，8 次 / 组）+ 药球砸地（8 kg，10 次 / 组），强化下肢蹬伸能力。

心肺耐力：间歇跑（400 米快跑 +200 米慢走，重复 5 轮），模拟比赛节奏。

② 抗阻训练：功能性力量（25 分钟）

单腿硬拉：单腿站立，后腿后抬，哑铃单侧负重（10 次 / 腿 ×3 组），强化臀肌与腘绳肌。

弹力带抗旋：站姿下通过弹力带进行侧向移动（15 步 / 侧 ×3 组），预防膝关节内扣。

核心强化：死虫式（30 秒 ×3 组）+ 侧平板支撑（20 秒 / 侧 ×3 组），提升抗旋转能力。

③ 功能性训练：动态平衡与恢复（30 分钟）

平衡训练：单脚闭眼站立（30 秒 / 腿 ×3 组）+ BOSU 球深蹲（12 次 / 组 ×3 组）。

关节保护：肩关节外旋（弹力带辅助，15 次 / 侧 ×3 组）+ 髋关节灵活性训练（蜥蜴爬行，10 米 ×3 组）。

恢复：泡沫轴滚动（重点放松股四头肌、髂胫束）+ 冷水浴（10~15 ℃，3 分钟）。

（4）运动安全与营养支持

① 骨骼保护：避免在生长期进行大重量深蹲或硬拉，优先选择自重或轻负荷训练。

② 补充钙、维生素 D（每日晒太阳≥ 30 分钟或摄入强化食品）。

③ 运动后 30 分钟内补充蛋白质（如乳清蛋白粉 + 香蕉）与快速吸收型碳水化合物（如全麦面包），促进肌肉修复。

④ 避免空腹进行高强度训练，运动前 1 小时摄入低 GI 食物（如燕麦）。

儿童运动减重是系统工程，需要医学评估、科学训练、营养管理和心理支持的有机结合。家长应树立“运动即良医”的理念，将运动习惯培养融入日常生活。记住：最好的运动处方，是让孩子发自内心地享受运动带来的快乐。通过分龄化、个性化的运动方案，不仅能帮助儿童塑造健康体魄，更能为其终身发展奠定坚实基础。

我们可以通过书后的附录 3，每天记录孩子的饮食、运动情况，每 3 周为一个周期，系统帮助孩子培养健康饮食、合理锻炼的好习惯。

打卡手账

附　录

附录 1

表 A1 0~2 岁以下男童身高别体重的标准差数值

单位：千克

身高 /cm	−3 SD	−2 SD	−1 SD	中位数	+1 SD	+2 SD	+3 SD
45	1.8	2.0	2.1	2.3	2.5	2.8	3.0
46	1.9	2.1	2.3	2.5	2.7	3.0	3.3
47	2.1	2.3	2.5	2.7	2.9	3.2	3.5
48	2.2	2.4	2.6	2.9	3.2	3.5	3.8
49	2.4	2.6	2.8	3.1	3.4	3.7	4.0
50	2.5	2.8	3.0	3.3	3.6	3.9	4.3
51	2.7	3.0	3.2	3.5	3.8	4.2	4.6
52	2.9	3.2	3.4	3.8	4.1	4.5	4.9
53	3.1	3.4	3.7	4.0	4.4	4.8	5.3
54	3.3	3.6	3.9	4.3	4.7	5.2	5.7
55	3.6	3.9	4.2	4.6	5.0	5.5	6.1
56	3.8	4.1	4.5	4.9	5.3	5.9	6.5
57	4.0	4.4	4.8	5.2	5.7	6.2	6.9
58	4.3	4.6	5.0	5.5	6.0	6.6	7.3

（续表）

身高 /cm	−3 SD	−2 SD	−1 SD	中位数	+1 SD	+2 SD	+3 SD
59	4.5	4.9	5.3	5.8	6.3	7.0	7.7
60	4.7	5.1	5.6	6.1	6.7	7.3	8.1
61	5.0	5.4	5.9	6.4	7.0	7.7	8.5
62	5.2	5.6	6.1	6.7	7.3	8.0	8.8
63	5.4	5.9	6.4	6.9	7.6	8.3	9.2
64	5.7	6.1	6.6	7.2	7.9	8.7	9.6
65	5.9	6.3	6.9	7.5	8.2	9.0	9.9
66	6.1	6.6	7.1	7.7	8.5	9.3	10.3
67	6.3	6.8	7.3	8.0	8.7	9.6	10.6
68	6.5	7.0	7.6	8.2	9.0	9.9	10.9
69	6.7	7.2	7.8	8.5	9.2	10.1	11.2
70	6.9	7.4	8.0	8.7	9.5	10.4	11.5
71	7.1	7.6	8.2	8.9	9.7	10.7	11.8
72	7.3	7.8	8.4	9.1	10.0	10.9	12.1
73	7.4	8.0	8.6	9.3	10.2	11.2	12.3
74	7.6	8.2	8.8	9.5	10.4	11.4	12.6
75	7.8	8.3	9.0	9.7	10.6	11.6	12.9

（续表）

身高 /cm	−3 SD	−2 SD	−1 SD	中位数	+1 SD	+2 SD	+3 SD
76	7.9	8.5	9.2	9.9	10.8	11.9	13.1
77	8.1	8.7	9.4	10.1	11.0	12.1	13.3
78	8.3	8.9	9.5	10.3	11.2	12.3	13.6
79	8.4	9.0	9.7	10.5	11.4	12.5	13.8
80	8.6	9.2	9.9	10.7	11.6	12.7	14.1
81	8.8	9.4	10.1	10.9	11.8	13.0	14.3
82	8.9	9.6	10.3	11.1	12.0	13.2	14.5
83	9.1	9.7	10.5	11.3	12.3	13.4	14.8
84	9.3	9.9	10.6	11.5	12.5	13.6	15.0
85	9.5	10.1	10.8	11.7	12.7	13.9	15.3
86	9.6	10.3	11.0	11.9	12.9	14.1	15.5
87	9.8	10.5	11.2	12.1	13.1	14.4	15.8
88	10.0	10.7	11.4	12.3	13.4	14.6	16.1
89	10.2	10.9	11.7	12.6	13.6	14.9	16.4
90	10.4	11.1	11.9	12.8	13.8	15.1	16.6
91	10.6	11.3	12.1	13.0	14.1	15.4	16.9
92	10.8	11.5	12.3	13.2	14.3	15.6	17.2

（续表）

身高 /cm	−3 SD	−2 SD	−1 SD	中位数	+1 SD	+2 SD	+3 SD
93	11.0	11.7	12.5	13.4	14.6	15.9	17.5
94	11.2	11.9	12.7	13.7	14.8	16.1	17.8
95	11.4	12.1	12.9	13.9	15.1	16.4	18.1
96	11.6	12.3	13.2	14.2	15.3	16.7	18.4
97	11.8	12.5	13.4	14.4	15.6	17.0	18.7
98	12.0	12.8	13.6	14.7	15.9	17.3	19.0
99	12.2	13.0	13.9	14.9	16.1	17.6	19.3
100	12.5	13.2	14.1	15.2	16.4	17.9	19.7

注：身高为整数。

表 A2 0~2 岁以下女童身高别体重的标准差数值

单位：千克

身高 /cm	−3 SD	−2 SD	−1 SD	中位数	+1 SD	+2 SD	+3 SD
45	1.8	2.0	2.2	2.3	2.6	2.8	3.1
46	2.0	2.1	2.3	2.5	2.8	3.0	3.3
47	2.1	2.3	2.5	2.7	3.0	3.2	3.5
48	2.2	2.4	2.7	2.9	3.2	3.5	3.8
49	2.4	2.6	2.8	3.1	3.4	3.7	4.0

（续表）

身高 /cm	−3 SD	−2 SD	−1 SD	中位数	+1 SD	+2 SD	+3 SD
50	2.6	2.8	3.0	3.3	3.6	3.9	4.3
51	2.7	3.0	3.2	3.5	3.8	4.2	4.6
52	2.9	3.2	3.5	3.8	4.1	4.5	5.0
53	3.2	3.4	3.7	4.0	4.4	4.8	5.3
54	3.4	3.6	4.0	4.3	4.7	5.2	5.7
55	3.6	3.9	4.2	4.6	5.0	5.5	6.1
56	3.8	4.1	4.5	4.9	5.3	5.8	6.4
57	4.0	4.4	4.7	5.1	5.6	6.2	6.8
58	4.3	4.6	5.0	5.4	5.9	6.5	7.2
59	4.5	4.8	5.2	5.7	6.2	6.8	7.6
60	4.7	5.1	5.5	6.0	6.5	7.2	7.9
61	4.9	5.3	5.7	6.2	6.8	7.5	8.3
62	5.1	5.5	6.0	6.5	7.1	7.8	8.6
63	5.3	5.7	6.2	6.8	7.4	8.1	9.0
64	5.6	6.0	6.5	7.0	7.7	8.4	9.3
65	5.8	6.2	6.7	7.3	7.9	8.7	9.7
66	6.0	6.4	6.9	7.5	8.2	9.0	10.0

（续表）

身高 /cm	−3 SD	−2 SD	−1 SD	中位数	+1 SD	+2 SD	+3 SD
67	6.1	6.6	7.1	7.7	8.4	9.3	10.3
68	6.3	6.8	7.3	8.0	8.7	9.5	10.6
69	6.5	7.0	7.5	8.2	8.9	9.8	10.9
70	6.7	7.2	7.7	8.4	9.1	10.1	11.1
71	6.9	7.4	7.9	8.6	9.4	10.3	11.4
72	7.0	7.5	8.1	8.8	9.6	10.5	11.7
73	7.2	7.7	8.3	9.0	9.8	10.8	11.9
74	7.4	7.9	8.5	9.2	10.0	11.0	12.2
75	7.5	8.1	8.7	9.4	10.2	11.2	12.4
76	7.7	8.2	8.9	9.6	10.4	11.4	12.7
77	7.9	8.4	9.0	9.8	10.6	11.6	12.9
78	8.0	8.6	9.2	9.9	10.8	11.9	13.1
79	8.2	8.7	9.4	10.1	11.0	12.1	13.4
80	8.3	8.9	9.6	10.3	11.2	12.3	13.6
81	8.5	9.1	9.7	10.5	11.4	12.5	13.9
82	8.7	9.3	9.9	10.7	11.6	12.8	14.1
83	8.9	9.4	10.1	10.9	11.9	13.0	14.4

（续表）

身高 /cm	−3 SD	−2 SD	−1 SD	中位数	+1 SD	+2 SD	+3 SD
84	9.0	9.6	10.3	11.1	12.1	13.2	14.6
85	9.2	9.8	10.5	11.3	12.3	13.5	14.9
86	9.4	10.0	10.7	11.6	12.5	13.7	15.2
87	9.6	10.2	10.9	11.8	12.8	14.0	15.4
88	9.8	10.4	11.1	12.0	13.0	14.2	15.7
89	9.9	10.6	11.3	12.2	13.2	14.5	16.0
90	10.1	10.8	11.5	12.4	13.5	14.7	16.3
91	10.3	11.0	11.8	12.7	13.7	15.0	16.6
92	10.5	11.2	12.0	12.9	14.0	15.3	16.9
93	10.7	11.4	12.2	13.1	14.2	15.6	17.2
94	10.9	11.6	12.4	13.4	14.5	15.8	17.5
95	11.1	11.8	12.7	13.6	14.8	16.1	17.8
96	11.3	12.0	12.9	13.9	15.0	16.4	18.2
97	11.5	12.3	13.1	14.1	15.3	16.8	18.5
98	11.7	12.5	13.4	14.4	15.6	17.1	18.9
99	12.0	12.7	13.6	14.7	15.9	17.4	19.2
100	12.2	13.0	13.9	14.9	16.2	17.7	19.6

注：身高为整数。

表 A3 2~7 岁以下男童身高别体重的标准差数值

单位：千克

身高 /cm	−3 SD	−2 SD	−1 SD	中位数	+1 SD	+2 SD	+3 SD
75	7.9	8.5	9.1	9.9	10.8	11.8	13.0
76	8.1	8.6	9.3	10.1	11.0	12.0	13.3
77	8.2	8.8	9.5	10.3	11.2	12.2	13.5
78	8.4	9.0	9.7	10.5	11.4	12.5	13.8
79	8.5	9.1	9.8	10.6	11.6	12.7	14.0
80	8.7	9.3	10.0	10.8	11.8	12.9	14.2
81	8.9	9.5	10.2	11.0	12.0	13.1	14.5
82	9.0	9.7	10.4	11.2	12.2	13.3	14.7
83	9.2	9.9	10.6	11.4	12.4	13.6	15.0
84	9.4	10.0	10.8	11.6	12.6	13.8	15.2
85	9.6	10.2	11.0	11.8	12.8	14.0	15.5
86	9.8	10.4	11.2	12.1	13.1	14.3	15.7
87	10.0	10.6	11.4	12.3	13.3	14.5	16.0
88	10.1	10.8	11.6	12.5	13.5	14.8	16.3
89	10.3	11.0	11.8	12.7	13.8	15.0	16.6
90	10.5	11.2	12.0	12.9	14.0	15.3	16.8

（续表）

身高 /cm	−3 SD	−2 SD	−1 SD	中位数	+1 SD	+2 SD	+3 SD
91	10.7	11.4	12.2	13.2	14.2	15.5	17.1
92	10.9	11.6	12.4	13.4	14.5	15.8	17.4
93	11.1	11.8	12.6	13.6	14.7	16.1	17.7
94	11.3	12.0	12.9	13.8	15.0	16.3	18.0
95	11.5	12.2	13.1	14.1	15.2	16.6	18.3
96	11.7	12.5	13.3	14.3	15.5	16.9	18.6
97	11.9	12.7	13.6	14.6	15.8	17.2	18.9
98	12.2	12.9	13.8	14.8	16.1	17.5	19.2
99	12.4	13.2	14.1	15.1	16.3	17.8	19.6
100	12.6	13.4	14.3	15.4	16.6	18.1	19.9
101	12.9	13.7	14.6	15.7	16.9	18.5	20.3
102	13.1	13.9	14.9	16.0	17.3	18.8	20.7
103	13.3	14.2	15.1	16.3	17.6	19.2	21.1
104	13.6	14.4	15.4	16.6	17.9	19.5	21.5
105	13.8	14.7	15.7	16.8	18.2	19.9	21.9
106	14.0	14.9	16.0	17.1	18.6	20.2	22.3
107	14.3	15.2	16.2	17.4	18.9	20.6	22.7

（续表）

身高 /cm	−3 SD	−2 SD	−1 SD	中位数	+1 SD	+2 SD	+3 SD
108	14.5	15.4	16.5	17.8	19.2	21.0	23.2
109	14.7	15.7	16.8	18.1	19.6	21.4	23.7
110	15.0	15.9	17.1	18.4	20.0	21.8	24.2
111	15.2	16.2	17.4	18.7	20.3	22.3	24.7
112	15.4	16.5	17.7	19.1	20.7	22.8	25.2
113	15.7	16.7	18.0	19.4	21.2	23.3	25.8
114	15.9	17.0	18.3	19.8	21.6	23.8	26.5
115	16.2	17.3	18.6	20.2	22.1	24.3	27.2
116	16.4	17.6	19.0	20.6	22.6	24.9	27.9
117	16.7	17.9	19.3	21.0	23.1	25.6	28.7
118	16.9	18.2	19.7	21.5	23.6	26.2	29.5
119	17.2	18.5	20.1	21.9	24.2	26.9	30.4
120	17.5	18.9	20.5	22.4	24.8	27.6	31.3
121	17.8	19.2	20.9	22.9	25.4	28.4	32.2
122	18.0	19.5	21.3	23.4	26.0	29.2	33.2
123	18.3	19.9	21.7	23.9	26.6	30.0	34.3
124	18.6	20.2	22.1	24.4	27.3	30.8	35.3

（续表）

身高 /cm	−3 SD	−2 SD	−1 SD	中位数	+1 SD	+2 SD	+3 SD
125	18.9	20.6	22.6	25.0	27.9	31.6	36.4
126	19.2	20.9	23.0	25.5	28.6	32.5	37.5
127	19.4	21.3	23.4	26.0	29.3	33.4	38.6
128	19.7	21.6	23.9	26.6	30.0	34.2	39.8
129	20.0	21.9	24.3	27.1	30.7	35.1	40.9
130	20.2	22.3	24.7	27.7	31.3	36.0	42.1

注：身高为整数。

表 A4　2~7 岁以下女童身高别体重的标准差数值

单位：千克

身高 /cm	−3 SD	−2 SD	−1 SD	中位数	+1 SD	+2 SD	+3 SD
75	7.7	8.2	8.8	9.5	10.4	11.4	12.6
76	7.8	8.4	9.0	9.7	10.6	11.6	12.8
77	8.0	8.5	9.2	9.9	10.8	11.8	13.1
78	8.1	8.7	9.3	10.1	11.0	12.0	13.3
79	8.3	8.9	9.5	10.3	11.2	12.2	13.5
80	8.5	9.0	9.7	10.5	11.4	12.5	13.8
81	8.6	9.2	9.9	10.7	11.6	12.7	14.0

（续表）

身高 /cm	−3 SD	−2 SD	−1 SD	中位数	+1 SD	+2 SD	+3 SD
82	8.8	9.4	10.1	10.9	11.8	12.9	14.3
83	9.0	9.6	10.3	11.1	12.0	13.2	14.5
84	9.2	9.8	10.5	11.3	12.2	13.4	14.8
85	9.3	10.0	10.7	11.5	12.5	13.6	15.1
86	9.5	10.1	10.9	11.7	12.7	13.9	15.4
87	9.7	10.3	11.1	11.9	12.9	14.1	15.6
88	9.9	10.5	11.3	12.1	13.2	14.4	15.9
89	10.1	10.7	11.5	12.4	13.4	14.7	16.2
90	10.3	10.9	11.7	12.6	13.6	14.9	16.5
91	10.4	11.1	11.9	12.8	13.9	15.2	16.8
92	10.6	11.3	12.1	13.1	14.2	15.5	17.1
93	10.8	11.5	12.4	13.3	14.4	15.8	17.4
94	11.0	11.8	12.6	13.5	14.7	16.0	17.7
95	11.2	12.0	12.8	13.8	15.0	16.4	18.1
96	11.5	12.2	13.1	14.1	15.2	16.7	18.4
97	11.7	12.4	13.3	14.3	15.5	17.0	18.8
98	11.9	12.7	13.6	14.6	15.8	17.3	19.1

（续表）

身高 /cm	−3 SD	−2 SD	−1 SD	中位数	+1 SD	+2 SD	+3 SD
99	12.1	12.9	13.8	14.9	16.1	17.6	19.5
100	12.3	13.1	14.1	15.1	16.4	18.0	19.9
101	12.5	13.4	14.3	15.4	16.7	18.3	20.2
102	12.8	13.6	14.6	15.7	17.0	18.6	20.6
103	13.0	13.8	14.8	16.0	17.3	19.0	21.0
104	13.2	14.1	15.1	16.3	17.7	19.3	21.4
105	13.4	14.3	15.3	16.5	18.0	19.7	21.8
106	13.6	14.5	15.6	16.8	18.3	20.1	22.2
107	13.8	14.8	15.9	17.1	18.6	20.4	22.6
108	14.1	15.0	16.1	17.4	19.0	20.8	23.1
109	14.3	15.3	16.4	17.8	19.3	21.2	23.6
110	14.5	15.5	16.7	18.1	19.7	21.7	24.1
111	14.7	15.8	17.0	18.4	20.1	22.1	24.6
112	15.0	16.1	17.3	18.8	20.5	22.6	25.1
113	15.2	16.3	17.6	19.1	20.9	23.1	25.7
114	15.4	16.6	17.9	19.5	21.3	23.6	26.3
115	15.7	16.9	18.3	19.9	21.8	24.1	27.0

（续表）

身高 /cm	−3 SD	−2 SD	−1 SD	中位数	+1 SD	+2 SD	+3 SD
116	15.9	17.2	18.6	20.3	22.3	24.7	27.6
117	16.2	17.5	18.9	20.7	22.7	25.3	28.4
118	16.4	17.7	19.3	21.1	23.2	25.9	29.1
119	16.7	18.1	19.6	21.5	23.8	26.5	29.9
120	16.9	18.4	20.0	22.0	24.3	27.1	30.7
121	17.2	18.7	20.4	22.4	24.9	27.8	31.5
122	17.5	19.0	20.8	22.9	25.4	28.5	32.4
123	17.7	19.3	21.2	23.4	26.0	29.2	33.2
124	18.0	19.6	21.6	23.8	26.6	29.9	34.1
125	18.3	20.0	22.0	24.3	27.2	30.7	35.0
126	18.5	20.3	22.4	24.8	27.8	31.4	36.0
127	18.8	20.6	22.8	25.3	28.4	32.2	36.9
128	19.1	20.9	23.2	25.8	29.0	32.9	37.8
129	19.3	21.3	23.5	26.3	29.6	33.7	38.8
130	19.6	21.6	23.9	26.8	30.2	34.4	39.7

注：身高为整数。

附录 2

表 A5 中国 7~18 岁男孩营养状况判定的 BMI 标准（千克 / 平方米）

年龄 / 岁	消瘦	正常	超重	肥胖
7~	≤ 13.9	14.0~16.9	17.0~18.6	≥ 18.7
8~	≤ 14.0	14.1~17.7	17.8~19.6	≥ 19.7
9~	≤ 14.1	14.2~18.4	18.5~20.7	≥ 20.8
10~	≤ 14.4	14.5~19.1	19.2~21.8	≥ 21.9
11~	≤ 14.9	15.0~19.8	19.9~22.9	≥ 23.0
12~	≤ 15.4	15.5~20.6	20.7~24.0	≥ 24.1
13~	≤ 15.9	16.0~21.3	21.4~25.1	≥ 25.2
14~	≤ 16.4	16.5~22.2	22.3~26.0	≥ 26.1
15~	≤ 16.9	17.0~22.8	22.9~26.5	≥ 26.6
16~	≤ 17.3	17.4~23.2	23.3~27.0	≥ 27.1
17~	≤ 17.7	17.8~23.6	23.7~27.5	≥ 27.6
18~	<18.5	18.5~23.9	24.0~27.9	≥ 28.0

* 上表信息出自：

①中华人民共和国国家卫生和计划生育委员会 .WS/T 586–2018 学龄儿童青少年超重与肥胖筛查 [S].2018.

②中华人民共和国国家卫生和计划生育委员会 .WS/T 456–2014 学龄儿童青少年营养不良筛查 [S].2014.

③中华人民共和国卫生部疾病控制司 . 中国成年人超重和肥胖症预防控制指南 [M]. 北京：人民卫生出版社，2006.

表 A6 中国 7~18 岁女孩营养状况判定的 BMI 标准（千克 / 平方米）

年龄 / 岁	消瘦	正常	超重	肥胖
7~	≤ 13.4	13.5~16.7	16.8~18.4	≥ 18.5
8~	≤ 13.6	13.7~17.5	17.6~19.3	≥ 19.4
9~	≤ 13.8	13.9~18.4	18.5~20.3	≥ 20.4
10~	≤ 14.0	14.1~19.4	19.5~21.4	≥ 21.5
11~	≤ 14.3	14.4~20.4	20.5~22.6	≥ 22.7
12~	≤ 14.7	14.8~21.4	21.5~23.8	≥ 23.9
13~	≤ 15.3	15.4~22.1	22.2~24.9	≥ 25.0
14~	≤ 16.0	16.1~22.7	22.8~25.8	≥ 25.9
15~	≤ 16.6	16.7~23.1	23.2~26.5	≥ 26.6
16~	≤ 17.0	17.1~23.5	23.6~27.0	≥ 27.1
17~	≤ 17.2	17.3~23.7	23.8~27.5	≥ 27.6
18~	<18.5	18.5~23.9	24.0~27.9	≥ 28.0

* 上表信息出自：

①中华人民共和国国家卫生和计划生育委员会 .WS/T 586–2018 学龄儿童青少年超重与肥胖筛查 [S].2018.

②中华人民共和国国家卫生和计划生育委员会 .WS/T 456–2014 学龄儿童青少年营养不良筛查 [S].2014.

③中华人民共和国卫生部疾病控制司 . 中国成年人超重和肥胖症预防控制指南 [M]. 北京：人民卫生出版社，2006.

附录 3

一周行为日记

行为目标	周一	周二	周三	周四	周五	周六	周日
每天中等或高等强度运动至少 1 小时							
每天屏幕时间小于 2 小时							
不过量饮食							
不喝含糖饮料							
少吃高热量食物							